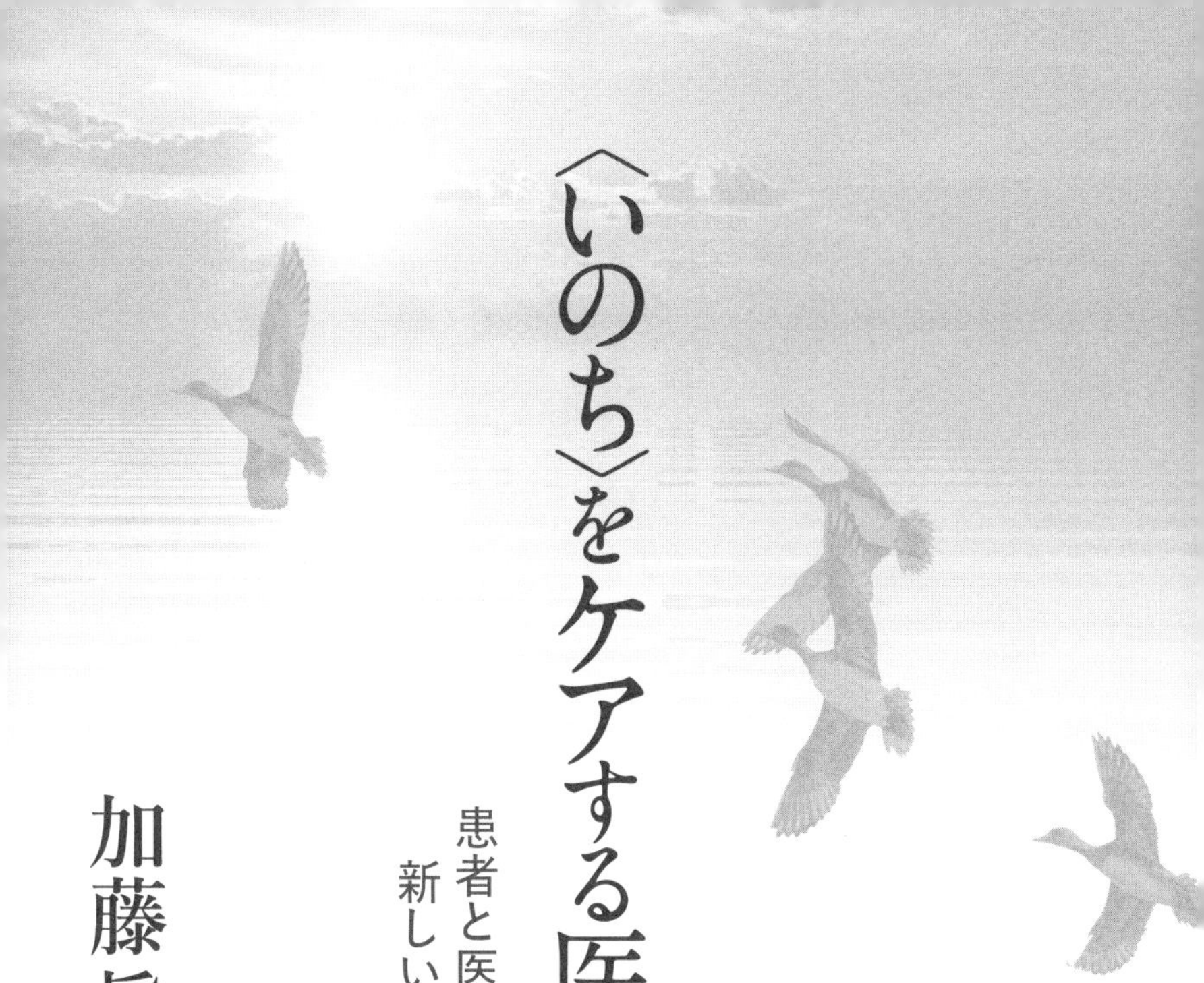

〈いのち〉をケアする医療

患者と医療者の新しい関係のあり方

加藤眞三

春秋社

はじめに

現在、世界は混沌の時代を迎えています。政治、経済、科学・技術、医療、宗教、地球環境、どれをとってもうまくいってないように感じられます。このまま進めば人類の未来はどうなるのだろうかと、不安を抱えている人も多いでしょう。

二〇二〇年からのコロナパンデミックでは、人と人との接触が制限され、学校は休校になりオンライン授業が始まり、工場は一時閉鎖され、オフィスに出勤することもできなくなりました。旅行が制限され、東京に住んでいる者が他府県に行けば、疫病の原因になるからと石を投げつけられたり、お葬式への参加も拒否されました。

二〇二二年には、ロシアがウクライナに侵攻し、市街地に爆弾が落ちる様子が毎日のようにテレビに映し出されました。二〇二四年には、ガザで、パレスチナとイスラエルが衝突しています。さらに、イスラム国によるテロ事件が起き、ロシア、NATO加盟国、英国、米国、イスラエル、イスラム諸国が争いを続けて、一触即発の状況です。いつ世界戦争が始まり、核戦争になってもおかしくありません。

二〇二二年に発表されたChatGPTをきっかけに、AIの開発が驚異的な速度で進んでいます。

近い将来、ＡＩが多くの仕事を奪うだろうと恐れられています。単純作業、事務作業、自動車の運転、カスタマーサービスなどで、ＡＩが人間の能力を凌駕する日が来ることは間違いありません。銀行員、会計士、弁護士などの仕事も、多くがＡＩに置き換えられるでしょう。

このままに世の中が進んでいけば、わたしたちの未来は一体どうなってしまうのでしょう。富める者と貧しい者の両極化が進み、社会は分断され治安が悪くなり続けるのでしょうか。今後、医療はますます非人間的なもの、機械的なもの、事務的なものとなり、医療の中で人間が忘れ去られていくのでしょうか。

このような悲観的な予想を探そうと思えば、いくらでも出てきます。残念なことに、マスコミは悲観論を広げ不安をあおるばかりであり、彼らは不安を売り物に商売しているように見えます。戦争があることで利益が得られると、ほくそ笑んでいる人もいるように思われます。わたしたち人類の将来に、希望はないのでしょうか。

いいえ、わたしは未来をもっと楽天的にとらえています。なぜなら、将来に向かって、すでに光が見えてきていると感じているからです。その光はすでにともり、あちこちに光が射し込み始めています。その光に気づき、灯火《ともしび》を受け継ぎ、社会全体に広げていくことが大切なのです。

医学部を卒業後、四〇年以上にわたって、わたしは医療に関わってきました。そして、医療に変化が求められていること、そして、その変化が現実にあらわれていることを体験し観察してきました。

患者さんと医療者の関係性は、第二次世界大戦後、徐々に変化をとげてきました。医療や健康に関する情報の伝達や処理方法、情報の内容は大きく変化しています。ＡＩの進歩は医療の世界に大きな影響をおよぼし、近い将来、部門によってＡＩが医師の能力を凌駕することは間違いありません。治療では、情報処理、情報通信技術（ＩＣＴ）やロボット技術などの発展により、これまで医療者が行ってきた仕事の多くが機械によって置き換えられることが予測されます。

そのことに対して不安を感じている患者さん、市民、医療者もいますが、これらはすべて科学技術の進歩がもたらす恩恵です。恩恵を受け取り、うまく利用すればよいのです。


患者さんからは、「診療所や病院に行っても医者はコンピューターの画面のほうばかりを見ていて、ちっともわたしのほうを向いてくれないし、話も聴いてくれない」との不満が聞こえてきます。

「ＡＩやロボット技術、情報通信技術の発達で、医療は機械化デジタル化が進み、患者にとって医療が冷たく人間味のないものになってしまうのでは」と心配する患者さんもいます。

でも、その心配はおそらく不要です。わたしは、ＡＩやロボット、ＩＣＴなどの技術的進歩が一定のレベルを超えた時、医療者の患者さんに対する姿勢が大きく転換すると予測しています。

ＡＩやロボット技術の利用により、医療者が学ぶこと、行う活動が、機械的・事務的で無味乾燥なものから解放され、より人間的なものへと転換する可能性があるからです。

ＡＩが知識の記憶を助け、ロジックや視覚認知の仕事を担ってくれれば、医療者の時間の使い方が大きく変化するでしょう。医療者は人間としてやるべきこと、人間にしかできないことに力を集中すればよくなるのです。

このことによって、今日までの科学偏重であり実験動物を相手にするかのような「ヒトに対する医療」から、「人間に対して配慮し魂をケアする人間への医療」へと大きく転換できることになります。カタカナの「ヒト」は科学的に見た動物の一種としての生物であり、「人間」は文明や文化、魂をもった生き物をさします。ヒトへの医療から人間に対する医療へと大きく転換するのです。

ＡＩの利用により、誤診が少なくなり、より診療が個別的となり、効果的であり、かつ副作用の少ない治療が提案されることになるでしょう。ロボット技術では、身体的な負担が大きい検査や手術などがより正確で精密なものとなり、どこの病院でどの医師が操作しても、より安全で効果的な治療が提供されることになるでしょう。

二〇二二年の ChatGPT の登場後、ＡＩは文章の生成だけでなく、画像や音楽の生成においても著しい進化をとげています。機械を通して様々な情報が大量に処理されます。その結果として、医師・医療者の仕事の大部分は、ＡＩが提案する医療情報を患者さんへ伝えることになり、患者さんとの対話時間が増えます。そして、患者さんやその家族に対するこころのケア、特にスピリチュアルケアに多くの時間をさくことが可能になります。

そんな時代が目前に訪れようとしています。そんな時代の到来に備えて、患者さんや市民の側でも準備をしておきましょうというのが、本書からの提案です。


医師や看護師が多忙さのために、対話をする時間がなく、心の余裕もなかったために、患者さんは医療者に遠慮をしてきたかもしれません。医師から説明されても、わからなかったことを聞き直すこともできず、知りたいことを質問することもできなかったのではないでしょうか。そんな状況では、患者さんは医療者に自分が大切とする価値観や生き方を伝えることもできません。医療に自分の希望を反映させることは難しく、歯がゆい思いや悔しい思いをしてきたかもしれません。しかし、新しい時代の医療では、そんな遠慮が不要のものになるのです。

そんな時代が訪れた時、自分が望む医療を実現するために、患者さんの側では何が必要になるのでしょうか。

まず、自分自身をよく知ること、次に、自分の希望を伝え交渉する対話力が大切になります。自分が何を大切にし大事にしているのか、何を優先したいのか、何を捨てることができるのかなど、自分の中で自分の価値観を整理し、それを医療者に伝えることが必要です。その上で、患者と医療者が対等な立場で対話することにより、自分にとって最適な医療を見つけることが可能になるのです。

「そんな大変なことを患者の側にばかり押しつけないで」とあなたは思われるかもしれません。確かに、病で弱っている時、困っている時に、そんなことを要求されても患者さんの負担は増えるばかりです。そのために、現在病を抱えて困っている患者さんに対しては、その対処法についてもお伝えしたいと思います。

しかし、真の意味で患者を中心とする医療を実現するためには、医療者も変わり、患者さんも同時に変わることが求められていることを理解していただきたいのです。

医療者は、医学教育の変化によって今後徐々に変化していくとわたしは考えています。現実にそんな変化は現れています。しかし、市民の側には、医療の変化に対しての準備教育を受ける機会がほとんどありません。だからこそ、患者さんや市民に患者学を学んでほしいとわたしは考え、この本を著しました。それは、患者さんだけを対象とするものでなく市民をも対象とするため、患者学でなく「健幸学」と言ったほうが適切かもしれません。

医療者は患者さんに学び、患者さんも医療における対処法を学ぶ、その両者の歩み寄りにより、いのちを大切にする医療が実現できるのです。

わたしは、新しい時代の医療に向けて患者さんが学び身につけるべき力として、①医療者や家族、仲間などと対話し連帯する能力、②必要な情報を得て、それを読み見分ける能力、③自分が本当に大切にしたいもの、自分の価値観を知り、表現する能力の三つをあげたいと考えています。

そのような患者教育や市民教育は過去にはほとんどありませんでした。しかし、わたしたちの周りには、数は多くありませんが、それらの能力を身につけた人がすでに存在しています。そのような人をモデルにして、同じ方向にむかって、一人一人が一歩足を進めていただきたいのです。

この三つの能力については、第三章~第五章で詳しく説明します。それらを、患者さんにはもちろんのこと、病気をもっていない市民にも身につけてもらいたいのです。健康であるけれども、将来、医療を利用する可能性がある市民に、「健幸学」として学んでもらいたいのです。

そんなことを言っても、「世の中は、そんなに急には変わらないよ」と思われるかもしれません。しかし、ベルリンの壁の崩壊は、あれよ、あれよという間に一気に進みました。世の中が大きく変わる時はそんなものなのです。

医療に関していえば、第二次世界大戦後から、目立たないけれど小さな変化が長い時間をかけて積み重ねられてきました。第六章~第七章では、医療が科学中心から人間中心に、そして患者中心になってきた歩みについて解説します。これらの章を読んでいただければ、第二次大戦後、医療は一貫して患者さんを中心とする方向へ、そして患者さんのより内面深くにアプローチする方向へと、歩んできたことを理解していただけるかと思います。

医療は、あと一歩を進めることで劇的に変わるところまで機が熟し、準備ができているのです。

医療だけでなく社会全体が大きく転換しようとしています。現在は、広井良典氏が、人類にと

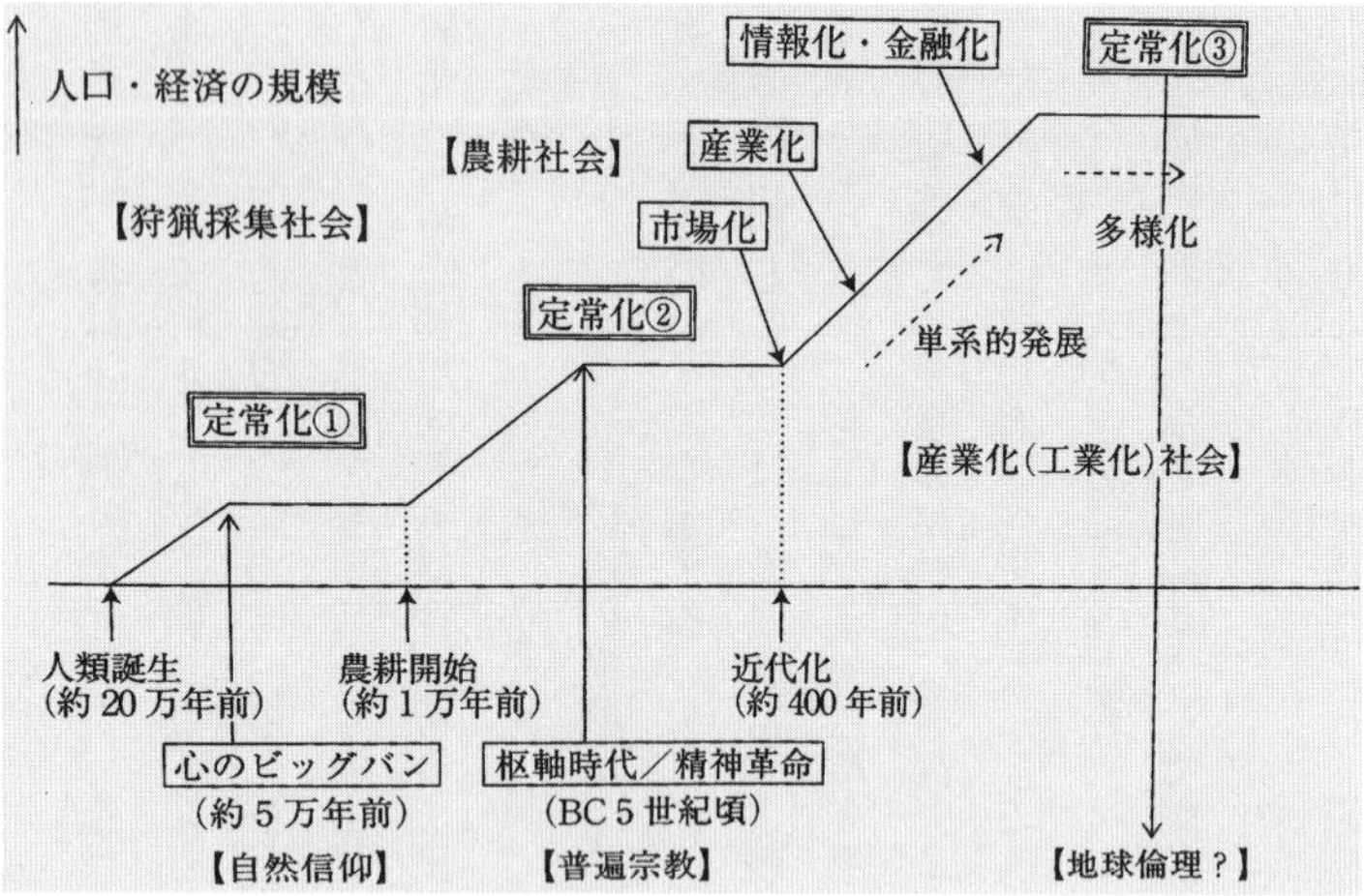

図1　人類史の変遷（出典：広井良典『ポスト資本主義』岩波新書、2015より引用）

って三番目の定常化と表現するほどの大きな転換期です（図1[1]）。狩猟採集社会、農耕社会、産業化（工業化）社会を経て、新しい時代を迎えるために価値の大きな転換が起きようとしています。ユヴァル・ノア・ハラリ氏が『サピエンス全史』において、人類は認知革命、農業革命、科学革命、産業革命を経て次の時代を迎えると述べているものに相当します[2]。

　これから、どんな社会を迎えようとしているのか、わたしがずっと関心を持ってきた疑問に対しての回答の一つとして、第八章でティール社会について紹介したいと思います。わたしの考えている新しい医療とティール社会の原理には驚くほどに共通する部分が多いのです。医療が社会の中の一つの装置であるとするならば、共通することは当然なのかもしれません。

新しく迎える社会についてまでと、大風呂敷を広げることになりましたが、わたしは、少なくとも医療の分野では、それぞれの人が自分のもつ患者力を生かし、自分の医療を自分の望む形に仕立て上げていくための、そして、自分の人生を味わい楽しみながら生きていくための変化が起きていると信じています。その光が人類の未来の社会を明るく照らすことを願い、夢見ています。

本書が、いのちを大切にする医療を実現するための一助になることができれば、わたしにとってこれ以上の喜びはありません。もし、そんな医療を実現したいと共感されましたら、あなた自身も前に向かって一歩を進めてください。そして、あなたの周りにいる近しい友人にもお誘いをかけてくださるならより一層嬉しいです。

著者しるす

〈いのち〉をケアする医療——患者と医療者の新しい関係のあり方　目次

はじめに　i

I

第一章　医療についての基礎知識……5
医療について考えてみませんか　5
医療のはじまり　8
医療をうけるための基礎知識　15
◇検査値の見方、基準値とは　15　◇フィンランド現象　19　◇医師や病院を選ぶ　22
◇薬の効果と副作用　26　◇薬の飲み方　32　◇ジェネリック医薬品をどこまで信用してよいのか　35　◇医学的正式病名を聞く　43　◇実年齢と肉体年齢　44

第二章　医師について知っておきたいこと……49
歴史的に見る医師の役割の変遷　50
◇①呪術師としての医師　50　◇②父親としての医師　52　◇③科学者としての医師　53
◇④保険診療を受託執行する医師　56

医師の頭を支配する科学的思考と専門医思考　58
◇医師の科学的思考　59　◇医師の専門医思考　60

第三章　患者と医療者が協働する関係をつくる……65

患者さんと社会的関係性　65
患者さんから見た医師（医療者）との関係性　67
◇第一群　盲目的に追従する患者さん　68　◇第二群　消極的な懐疑をもつ患者さん　70
◇第一群と第二群の患者さんへのアドバイス　71　◇第三群　積極的な懐疑をもつ患者さん　73　◇第三群の患者さんへのアドバイス　75　◇第四群　協働作業の関係性にある患者さん　76　◇第五群　医療者を育て、教育する患者さん　78　◇第四群と第五群の患者さんへのお願い　79
事前の意思表示をどのようにしておくべきか　80
◇老婦人Kさんの最期　80　◇事前意思表示が抱える問題　82
「助けてください」と普通に言い合える社会を　86
◇電車などの優先席について　86　◇「助けて」の声をあげる勇気　87　◇ドイツの街角で経験した親切　88　◇愛のホルモン・オキシトシンで社会を満たす　89　◇「自立とは多くの人に依存することである」　89　◇障害をもつ人も普通に暮らせる社会を　92
医療におけるスピリチュアルケア　93

◇スピリチュアルケアとは　93　◇誰がスピリチュアルケアを担うのか　96　◇スピリチュアルケアの教育はどのように行われるのか　98　◇友人や家族によるスピリチュアルケア　99
傾聴することの意味と目標について　102
◇①信頼関係をつくる　102　◇②価値観の再構築に同伴する　107　◇③新しい価値観のもと、願いの実現に向けて活動する　109
ピアサポート、仲間同士による支えあい　110
◇患者会の活動　110　◇ピアサポートがつくる新しい社会　111

第四章　医療・健康情報リテラシー――情報の上手な利用の仕方……113

インターネットの普及と医療・健康情報リテラシー　113
◇ＷＥＬＱ騒動にみるインターネットと医療情報の問題　114
信頼ある情報を入手するために　116
◇①基本的な健康常識を身につける　117　◇②発信者の情報発信の目的は？　119　◇③情報の信用の重み付けをはかる　120　◇④よい情報源を普段から確保しておく　121　◇⑤今その情報に基づいて行動（購買、適応）するべきなのか否か　123　◇⑥信用できる人に相談する　125　◇⑦自分の感覚や体験を大事にする　126
新型コロナウイルスのパンデミック時の報道から見えたこと　127

◇パンデミック時のマスコミ報道　127　◇恐怖心から生まれるいじめとステイホームの功罪　128　◇信頼できる情報源からの発信と受信と　130　◇信頼性の乏しい情報を流して期待をあおる報道　131
余命告知は誰のために、何のために　132
◇がんや難病の患者さんの余命の告知　132　◇患者さんやその家族の希望による余命告知　134　◇余命告知と安楽死　137　◇医師側からの積極的な余命告知　139　◇予後に関しての情報提供　140　◇分子標的薬の登場　141
親の死に目に会うことの難しさ　143

第五章　いのちをケアする……149

生きること――食べること、息をすること、声を出すこと　149
◇生きることは外界とのやりとり　150　◇腸内細菌との共生　152　◇生きることと息をすること　153　◇生きることと声を出すこと　154　◇声の五つの要素　155　◇自分の声を好きになる　157
声に出して伝えること　158
◇感情を言葉にのせて表現するということ　160　◇どのような感情があるか　161　◇感情労働のむずかしさ――感情を言葉に表さない　162　◇感情を言葉に表すことで、より細やかに、より豊かになる　163　◇感情を表す言葉から感情を共有する　165

いのちにとっての多様性　167
◇人間の細胞の多様性　167　◇社会の中の多様性　170
いのちの尊厳と自己決定権　172
◇いのちの尊厳とは何をさすのか　172　◇京都ALS患者の嘱託殺人事件　174　◇尊厳死とは　176　◇日本尊厳死協会の歴史　177　◇社会における優生思想の広がり　179　◇障害や病気をもつ人の生きづらさ　181　◇「健全な精神は健全な身体に宿る」とは　182　◇「わたしを月に連れてって」　183
危機への遭遇時にたどる「魂のらせん階段」　185
◇死の受容までの五段階説との比較　185　◇受容のために必要とされるもの　187　◇人はなぜ意味を必要とするのか　190　◇フランクルが見いだした苦悩の意味　191　◇生きる意味を見つけるためのヒント　194　◇感情や情動を通して生きる意味を見つける　196

II

第六章　医療は患者中心へと移行し、それが広がりゆく……201
インフォームド・コンセントの概念の広がり　201

患者と医師の関係性の変化——親子関係からパートナーシップへ　206
問題飲酒者に対する解決指向アプローチ　213
コンプライアンスからアドヒアランス、そしてコンコーダンスの医療へ　215
わが国におけるコンコーダンス医療のはじまり　218
コンコーダンス医療の道を切り拓いた非専門家医師と患者・市民の力　220
糖尿病の治療とエンパワーメント　223
医療情報提供の広がり——インターネットとＡＩ　227

第七章　全人的医療で医療の対象が深化する……229

全人的医療とは　229
プライマリ・ケアと総合診療　231
心身医学、心療内科の流れ　236
フランクルの実存療法　238
終末期医療、緩和医療　239
患者中心の医療が医療の本流になる　242

第八章　これから医療が進む道程——未来の医療に向かって……245

患者中心の医療の広がりと全人的医療の深化　245

患者中心の医療はより内面に向かって深化する　248
医療制度や社会の変化　252
医療者の働き方は今後どのように変化するのか　254
新しい時代の社会では組織はどのようになるのか　256
◇ティール組織の出現　256　◇ティール組織、かものは色の社会　258　◇実存的変容（実存的転換）とは　261　◇ティール組織に関するセミナーで学んだこと　263　◇ソース原理を学ぶ　265　◇ソースのレスポンシビリティ　266　◇ソースとは何をさすのか　267　◇ソースは呼びかけに応答するスピリチュアルな存在である　268
医療における祈りとスピリチュアリティを再考する　270
◇祈りとは　270　◇スピリチュアリティと「いのち」　277　◇フランクルの「人生の意味」について　278
新しい医療は、かものは色（ティール）の世界にひらける　282
◇（1）患者さん個人の受ける医療をティール組織とソース原理の視点からみる　282　◇（2）医療者と患者の関係性をティール組織とソース原理から考える　285　◇（3）医療機関の中における組織のティール化　287
おわりに　293
参考文献一覧　303

〈いのち〉をケアする医療——患者と医療者の新しい関係のあり方

I

第一章　医療についての基礎知識

医療について考えてみませんか

普段、健康に過ごしていると、医療なんて自分とは縁遠い、関係のないものと、あなたは考えているかもしれません。そして、病気を抱えている人は、医療に関わる中で、「なんで医療はこうなっているのか」、「どうにかならないのか」と不満や不平、不安を抱いているかもしれません。できれば医療なんかに関わりたくない、というのが皆さんの本音ではないでしょうか。しかし、一生の間、医療に一切関わらなくてすむ人は、いたとしても、ごくわずかです。もし、本人が医療に関わらずに過ごせたとしても、その家族や友人など周りの人が医療に関わることも含めて考えれば、「医療に関わらずにすむ人は皆無」といっても言いすぎではありません。

二〇一七年乳がんのため他界された小林麻央さんは、闘病期間中にブログ「ココロ」を立ち上げ、二〇一六年九月四日の記事に次のような文をあげています。

私も後悔していること、あります。
あのとき、もっと自分の身体を大切にすればよかった。
あのとき、もうひとつ病院に行けばよかった。
あのとき、信じなければよかった、
あのとき、、、　あのとき、、、

小林さんのブログからは、その後の彼女は彼女なりに納得できる医療を受けられていたように思われます。しかし、あの時の決断がと、事後に後悔しないためにも、あなたには医療との基本的な付き合い方を常識として知っておいてもらいたいのです。

医療との関わりは、突然やってくることがあります。そんな時に、医療とどう関わることができるかは大きな問題です。そして、病状は一刻、一刻と変わっていきます。その状況に対して、どう対処するかの判断を要求されたとき、ある程度医療に関しての基礎知識がないと、どう判断し、どう対処してよいのか分からず、困惑するでしょう。そして、後になって、医療に関する新たな知識を得て、以前の判断を後悔しても、過去をひっくり返すことはできません。

経済学者の宇沢弘文さんは、医療は教育や司法などと並んで重要な社会的共通資本の一つであると述べています(3)。「ゆたかな経済生活を営み、すぐれた文化を展開し、人間的に魅力ある社会を持続的、安定的に維持することを可能にするような社会的装置」として、医療は人類がもつ共有財産の一つだというのです。

社会的共通資本として、「自然環境」(大気、海洋、森林、河川、水、土壌など)、「社会的インフラストラクチャー」(道路、交通機関、上下水道、電力・ガスなど)、「制度資本」(教育、医療、司法、金融、文化など)の三つがあります。人類が文化的で豊かな生活を送るためには、それらを他人任せにすることはできず、社会全体で共通資本を育て、守ることが求められるのです。

日本の医療は、医師が科学的思考に偏重している、威張っている、外来が混みすぎる、長時間待たされる、医師の説明する時間が短いなど、多くの問題点があげられますが、全体として見れば比較的高い水準にあり恵まれた環境にあると思います。国民皆保険であり、比較的安価に一定レベル以上の医療をどの人も公平に受けられるのです。しかし、今、日本の医療は医療崩壊といわれる状況を迎え、色々なところにほころびが出てきています。

医師の過重労働も、単に医師にとっての健康の問題であるというだけではなく、患者さんが安全な医療を受ける上でも見過ごすことのできない問題です。医療者は多忙で過重労働のために心の余裕を失い、患者さんに対して冷淡な対応になってしまっている面もあります。

医療に対する患者さんからの不信感も根深く存在します。患者さんに不信感を与えてしまうような行為や事件が過去にあったことも事実ですが、この不信感は患者さんにだけでなく、医療者にも不幸な状況を生み出しています。

このような現在の医療状況を変えていくためには、患者・市民と医療者の双方が協働作業をし、新しい医療を創り出すことが求められるのです。

医療のはじまり

現在の医療の問題点を明らかにするために、医療の歴史的経過を簡潔にたどってみます。

医療とは生命にとっての不都合な状態、すなわち病気、に対して何とかしようとする人間の行為です。病気がなくなれば医師をはじめとする医療者は不必要になります。つまり、医療者は、自分たちを不要にするために闘ってきたという側面があるのです。

一方で、医療者は自分たちが必要とされるために、病気をつくりだしてきたという側面もあります。近年流行している病気の早期診断が、そのどちらにあたるのかを、一概にいうことはできません。

『医学の歴史』(4)から、医療は人類の始まりと共にあったことが理解できます。医療の原型は人類が存在するより前から存在していたというべきかもしれません。例えば、鳥やサルには毛づくろい(グルーミング)する行為が見られます。その行為を医療の原型とするなら、二億年以上も前から医療は存在していたことになります。

チンパンジーは互いに毛づくろいします。その際に、相手の肉体の欠陥部位を見つけ、小さな腫れ物や傷などをなめてきれいにするそうです。灰のかけらが目に入ったメスに、オスが両手で灰を取り除こうとする行為も見られるそうです。ここまで来れば、それは医療行為にあたると誰もが考えることでしょう。

キツネザルの毛づくろいはもっぱら衛生上の理由であり、他の個体に毛づくろいをしてもらう部位は、その動物が自分では手が届かない部位(頭皮や背中)に集中するそうです。毛づくろいすることがお互いに有益なお返しの社会協定としてあるそうです(5)。毛づくろいは互いに助け合う行為であり、その行為が集団生活を生み出し、さらに宗教の起源となったともいわれています(6)。

社会的グルーミングを行なう哺乳類は多いが、霊長類ほど活用している例はほかに見あたらない。社会性の強いサルや類人猿ともなると、一見取るに足らないこの活動に一日の五分の一を費やすのだ。相手の毛を少しずつかきわけては、ごみや草、かさぶたなどを取りのぞくのだから、意味がないわけではない。けれども社会的グルーミングの真の価値は、毛のなかに指をすべりこませ、皮膚に軽く、ゆっくりと触れる手の動きにある。この動きに反応するのが、脳に直結しているC触覚線維と呼ばれる求心性神経だ。その唯一の役割は脳の奥深くでエンドルフィンの分泌をうながすことにある。

毛づくろいは受け手のエンドルフィンを高め、免疫力を高め、幸福感や快感をもたらし、そのことが集団の結束を高めることにつながります。結果として、人類の集団はより大きくなりました。集団の大きさがお互いがグルーミングできる規模の約五〇人を超えてしまったために生み出されたのが、言語、歌、物語、宴、宗教であるとダンバーは述べています(6)。

そのためサルと類人猿の場合、結束社会集団の大きさはおよそ五〇頭で頭打ちになる。私たちの祖先は、社会集団を拡大する必要に迫られたとき、二人以上に同時にグルーミングする方法はないかと知恵を絞った。こうしてたどりついた唯一の現実的な解決策が、直接触れることなくエンドルフィン分泌をうながす一連の行動だった。それはいまも、私たちの社会的な相互作用の中核となっている。獲得した順に行動を並べると、笑うこと、歌うこと、踊ること、感情に訴える物語を語ること、宴を開くこと（みんなで食事をして酒を飲む）で、最後に忘れてはならないのが宗教儀式だ。いずれも言葉に依存するため、ヒトにしかできない行動である。唯一の例外があるとすれば、最も早くから存在した笑いだろうか。

こうしてみると、毛づくろいするというケアの行為は、芸術、言葉、宗教と密接な関係にあること、そして、それらが人類を特徴づけ、繁栄させたことになります。

哺乳類など恒温動物の体温が一定に保たれ活動するためには、一定の環境が保たれていることが必要であり、そのために、「衣・食・住」があります。「衣・食・住」は、着飾る、美味しいものを食べる、安楽な家に住むなどの贅沢なものというより、生きていく上で必須のものなのです。

一三万年から三万年前に生きていたネアンデルタール人は、儀式、道具づくり、火の利用などを行っていました。しかし、体力的には劣るホモサピエンスは、ケアから発した歌をもち、神話をもち、宗教をもつことによって、人類の中で唯一生き延びてきた種となったのです。

ヘロドトスの『歴史』に記述されている古代バビロニア（紀元前一八〇〇―前六〇〇年）には、予言者、まじない師、占い師兼治療師、といった三種類の僧侶が存在していたそうです。つまり原始の医学は、経験（治療師＝医師）と宗教（預言者＝僧侶）と呪術（まじない師＝呪術師）の三要素からなっていたことが記されています(4)。

当時、独立した職業者としての医師は存在せず、病人が出ると家に置かずに広場へ連れていき、通行人は病人に症状を訊ね、同じ経験があればその治療法を教える仕組みだったそうです。誰でも病人に、どういう病気かを訊ねずに、知らぬ顔をして通り過ぎてはならぬことになっていたのです。この頃の医師は、医学的知識の蓄積がまだ少ない状況にあり、なんの効果も上げられなかったと描かれています。

現代医学のルーツはギリシャのヒポクラテス（前四六〇―前三七五年）です。ヒポクラテスは医学を原始的な迷信や呪術から切り離そうとし、病気を超自然的なものの介入なしに説明しようとしました。病者を詳細に観察し記録をすることで医学を経験科学へと転換し、診断や治療・療養のための知識を蓄積しました。このことで、ヒポクラテスは現在でも西洋医学の祖、医聖としてあがめられているのです。

当時ヒポクラテスが診ていた患者は重篤な急性感染症が多く、それらに対して有効な治療法はなく、自然治癒力を増強するための食事療法、散歩、休息、睡眠、体操、マッサージ、瀉血《しゃけつ》などが中心でした。病気の経過が今後どうなるのかと予測し、予後を伝えることが医師の重要な仕事でした。

「ヒポクラテスの誓い」には患者との関係性のあり方や秘密の保持など医師の倫理性について述べられており、その根底にある思想は現在に到るまで引き継がれ、世界医師会のジュネーブ宣言のひな形となっています。

ローマ帝国時代に活躍したガレノス（一二九頃―二〇〇年頃）は、ヒポクラテスと並んで西洋古代医学の二大巨頭とされています。古代からの医学を集大成し、自らも動物の解剖や実験などを積極的に行い、著作の量も膨大で医学を文献として系統立てることに貢献しました。彼は実験生理学の創始者ともいわれ、その学説は十数世紀にわたって欧州やアラビアなどで金科玉条とされてきました。

この二人の功績により医学は体系だった学問となり、それが教育により継承され広まってきました。中世のヨーロッパでは、ガレノスの著作がラテン語やイタリア語にも翻訳され、ヨーロッパ各地の修道院や大学で研究や教育の基盤として用いられ、中世に長く絶対的権威として君臨しました。ガレノスの医学は教会によって公認され、キリスト教の信条や当時の社会的文脈に合わせて解釈され発展しました。医学の教えを宗教的な信念や超自然的な要素と結びつける傾向があったのです。そして、事実と経験よりも伝承と典籍の訓詁、実証よりも厳格な形式による論証が重んじられたため、その後の医学は長く膠着してきたのです。

一五世紀中頃になるとグーテンベルク（一三九八―一四六八年）が活版印刷技術を開発し、情報流通量が飛躍的に伸びました。情報の伝わる対象も大きく広がり、市民に教育が行き渡り、識字率が向上しました。学問は、それまでの宗教の束縛から解き放たれ、自然に向き合うことになりました。

観察したことを記述するだけの科学ではなく、仮説を立てて実験により検証するという方法論をもった科学が生まれます。デカルト（一五九六―一六五〇年）の『方法序説』は、科学的方法論と合理主義を問いかける重要な文献となりました。

科学が既成の常識を疑うことを始めたため、宗教と対立することになり、社会的問題に発展しました。一六三三年、ガリレオはローマカトリック教会により異端審問にかけられ、有罪となり、自説の撤回を余儀なくされました。現在の科学と宗教の対立はこの時期に始まったのです。

医学においては、ヴェサリウス（一五一四―一五六四年）が人体を詳細に観察した解剖学の書を出版し、人体の構造に注目が集まります。その後、モルガーニ（一六八二―一七七一年）により病気の部位と原因を知るための解剖が行われ、病理学が始まりました。

一八世紀になると天然痘に対するワクチンが開発され、新しい手法による病気の予防が始まります。一九世紀には麻酔法と消毒法によって外科手術に大きな進歩があり、一九二九年にはフレミングがペニシリンを発見し、抗菌薬による感染症の治療が始まります。こうして、現代医学の治療学が一定の効果を上げてきました。

二〇世紀末には、画像診断による疾患部位の可視化が急速に進歩しました。画像診断や検査による所見は、病気を診断するだけでなく、治療成績を評価する上でも有用であり、統計処理された科学的なエビデンス（証拠）に基づく医学が確立していきます。

さらに、分子生物学的手法が医療に導入され、遺伝子療法や再生医療の分野にも大きな進歩をもたらしました。分子標的薬などの開発により、がんや免疫疾患に対する治療も大きく変化してきました。

このように、医学は科学・技術の発展に支えられて大きく進歩し、診断の精度と治療成績を向上させてきました。医学は決して人類にとって敵視すべきものではなく、人類が生み出した共有財産です。これらの道具をうまく利用することが大切なのです。

医療をうけるための基礎知識

ここでは、医療をうまく利用する上で必要だと思われる基礎知識を紹介します。

検査値の見方、基準値とは

医療機関で検査を受けると、「正常だったかしら」とドキドキしながら結果を聞きに行っているのではないでしょうか。しかし、現在では検査の「正常値」という言葉は使われなくなったことに気がついていましたか。

病院でもらった検査結果、健康診断や人間ドックでの結果表などを見直してみてください。正常値でなく「基準値」とか「基準範囲」と書かれているはずです。検査の正常値なんて最初から決まっているものだと考えているかもしれませんが、基準値は検査方法が定まった後に人為的に決められるものです。しかも、それを決めることは、想像以上に難しいのです。

正常値を決めるには、まず健康な人を沢山集めます。そして、それらの人の検査値の分布を調べて九五％の範囲を正常値とすることが最も多い方法です。しかし、ここには二つの問題があります。一つは健康な人をどうやって集めるのか、もう一つは九五％の範囲を外れてしまうと、異常なのかという問題です。

もともと一〇〇％健康な人などいませんし、そんな人がいたとしても、その人をどうやって見分けるのか、どうやって集めるのかが難しい問題です。また、血清コレステロール値は戦後の食生活の変化により日本人の間で徐々に高くなってきました。日本人全体でその値が上がると、正常値もそれにつられて上がってしまうことになります。それでは、全体が不健康な方向に向かっている時に、異常を判断することができません。

人間ドック検診では検査項目が二〇項目や三〇項目になることが当たり前です。健康な人の九五％の範囲を正常とするなら、健康な人であっても、一三項目の全てが正常の人は〇・九五の一三乗で〇・五一（約半分）になり、九〇項目全てが正常の人は一％になってしまいます。そうであれば全ての項目で正常な人は、五％以下であるために異常な人ということになります。

これらの理由から、正常値という言葉は誤解を招きやすいため、一九九二年に国際臨床検査学会で reference interval と呼ぶことが提唱されました。それが日本語に訳される時、「基準値」とか

「基準範囲」となったのです。しかし、わたしは名称を変更する本来の意味から考えれば、「参考値」とか「照合範囲」と訳したほうがよかったのではないかと思います。

健康な人の値の分布から基準値を決めるのではなく、検査値が病気の発症や死亡率にどのような影響を受けているかを調査して、基準値を決める方法もあります。コレステロール値や体重などはそうやって決められますが、実はこの方法をとろうとすると、大変な時間と労力と費用がかかります。

基準値とは別に、病気の人の分布と健康な人の分布を出して、どこで線を引けば診断の偽陰性や偽陽性が少ないかをみて決める病態識別値という決め方もあります。

いずれにしても、検査値の基準値を決めることは想像以上に難しいこと、その検査値の境界線に数値がある時の意味づけは難しいことを知ってもらいたいのです。そのことによって、検査値を自分で判断できるきっかけになるからです。

例えば、ＬＤＬコレステロールが昨年は一三八mg/dlだったのに、今年は一四一mg/dlであったため、いきなり受診勧奨になったと驚く人がいますが、一四〇mg/dlを超えたから病気で、以下なら健康ということではありません。一四〇は一つの目安にすぎません。一三八と一四一では、実質的には死亡率にもほとんど差がないのです。

二〇一七年の動脈硬化学会のガイドラインでは、今まで病気がなく心血管病リスクの低い人では一六〇mg/dl以下を目安としてよいと記載されています。逆に、心筋梗塞の既往がある人なら一〇〇mg/dl 以下を管理目標値とされています。本来はこのような事情を医療者が詳しく説明し、市民もそれを知り理解した上で検査結果から自分のとるべき行動を判断してもらいたいのです。

二〇一九年度の高血圧診療ガイドラインでは、高血圧をどのようにマネジメントするかについて、予後影響因子がない群をリスク第一層として、年齢（六五歳以上）、男性、脂質異常症、喫煙のいずれかがある群をリスク第二層として、脳血管疾患の既往、非弁膜性心房細動、糖尿病、蛋白尿のある慢性腎臓病のいずれか、またはリスク第二層の危険因子が三つ以上ある群をリスク第三層として分類し、リスク層別に高血圧の管理計画を変えることを提案しています。つまり、検査値がどの数値なら一律に危ないというのではなく、リスク別に評価して、病気をマネジメントするべきなのです。

これらのリスク層別の血圧管理は現時点では複雑でややこしく難しいと感じられるかもしれません。しかし、ＡＩの進歩により、患者さんや市民にとって、自分がどれほどのリスクがあるのかを、すぐに見分けられるようになれば、このようなリスク別の管理が当たり前になり個人別の目標値が示されると考えられるのです。

「ガイドラインとは、医療者と患者が特定の臨床状況での適切な診療の意思決定を行うことを助ける目的で系統的に作成された文書」と米国アカデミー医学研究所の「信頼できるガイドラインづくり」に書かれています。ガイドラインは専門家のためだけのものではありません。このあたりの事情については第六章で詳しく解説したいと思います。

フィンランド現象

脂質異常や糖代謝異常（糖尿病の傾向）がある人では、食事や運動など生活習慣の指導や薬物療法が行われますが、それらに効果はなかったという研究結果が発表され[7]、医師の頭を悩ませています。世間ではフィンランド現象と呼ばれているものです。

この研究の正式名はヘルシンキ実業家研究介入試験であり、比較的裕福な教養の高い実業家男性を対象に行われ、一九九一年のアメリカ医師会雑誌 *JAMA* に報告されています[7]。

一九七四年から一九八〇年にかけて、少なくとも一つの心血管疾患の危険因子をもつ健常な男性を対象とし、五年間にわたり個人的な健康教育と脂質異常症と高血圧に対する現代医学的薬物治療を行い、心血管疾患のリスクを減らすための治療が行われました。ところが、一五年間の追跡期間中に、治療群の死亡率が対照群より高かったという結果が出たのです。

医療者にとって期待に反する悩ましい結果であり、その後もこの研究は詳細に検討され、さらに長期間の経過観察が行われました[8]。そして、両群は一九七四年の開始時には実質的に同一レベルであったことが確認され、五年間の介入により、介入群では危険因子（肥満度、血圧、血清脂質、グルコース）が有意に改善し、総心血管疾患リスクは四六％改善していたのです。それにもかかわらず、総死亡率は積極的に治療を行った介入群のほうが対照群よりも試験後二五年まで一貫して高く、その後は収束していったのです。この論文では、次のように結論されています。

心血管疾患危険因子を有する健康な男性に多因子介入を行ったところ、介入群では死亡率が予想外に増加し、この増加は特にベースライン時の休暇期間が短かったサブグループで観察された。危険因子のある個人への予防対策に対して、このような不利な反応がでたのは、対象とした人がまだ心血管病を発病していない社会的地位の高い男性に特徴的なものかもしれないが、さらなる調査が必要である(8)。

実際、この結果には驚かされますし、一体何が起きているのかよく理解できません。しかし、科学論文は、研究者にとって明らかに不利となる結果が出ても発表されること、しかも、それをさらに継続して評価し続けていることが素晴らしいとわたしは考えます。だからこそ、科学論文を信用することができるのです。

科学の英語訳は science であり、語頭にある sci は、ハサミが scissor、分裂病(現在は統合失調症)が schizophrenia であるように、切る・分断するという意味を持ちます。科学は一断面を切りとり、それを観察した結果にすぎないのです。二〇一八年の論文の結論では、切りとった対象が偏っていたから、こんな結果が出たのかもしれないと推論しているのです(8)。

逆の視点からいえば、科学論文の結果はあくまでも一断面にすぎないので、その解釈を過度に普遍化・一般化してはならないのです。Aを対象に行った研究が、Bのグループでも正しいとは必ずしも言えず、さらに人類全体のこととして一般化しすぎてはならないのです。

この研究に関して、わたしが考えた一つの解釈は、検診後に行われた介入（栄養・運動指導や投薬）が「おどしの医療」「管理する医療」であり、そのことが健康に悪い影響を与えたのではないかということです。しかも、介入する相手が、北欧の実業家であり普段は社員を管理する立場の人です。そのために、管理されることに強いストレスを感じていたのではないでしょうか。降圧薬や脂質異常の薬物療法自体は、死亡率に関しても科学的に有効であるという論文が出ています。この研究が例外的な結果となったのは、厳しい指導に原因があったのかもしれません。

もし、介入の方法が異なっていれば結果が違ったかもしれません。第六章で述べる糖尿病のエンパワメントや高血圧のコンコーダンスなどの患者教育は二〇〇〇年を過ぎてから普及し始めました。医師による管理ではなく、患者の動機付けを目指す面接技法です。これらの介入方法であれば、介入により死者が増えることはなかったのではないかと、わたしは推測しています。

いずれにしても、検査のデータで一喜一憂することに問題があるのかもしれません。その後の介入方法によってはよくない結果もありうるのです。

検診について、付け加えたいのは、検診日の直前にだけ節制をして検査結果を良くしておき、その後には健康に悪い生活に戻すようなことはおすすめできません。それは安心するために自分をだましているだけにすぎません。むしろ、普段のままで検診を受け、その検査結果を受けとめ、それ以降の生活をコントロールするほうがよほど健康的です。

医師や病院を選ぶ

検診や人間ドックの検査の結果で受診を薦められたり、自覚症状があり受診することになると、医師選びが必要になります。

医師を選ぶときには、二つに分けて医師を選ぶことを意識するほうがよいでしょう。一つは、「かかりつけ医」として、あなたの「いのち全体」を見てくれる医師を選ぶこと、もう一つは、あなたの病気に関して専門性の高い知識と技術を持つ専門医を選ぶことです。

かかりつけ医を選ぶ際には、あなた自身の価値観や人生観とあった人を選ぶことが望ましいのですが、それが難しければ、あなたの価値観や人生観を尊重してくれる医師を選ぶことです。かかりつけ医では、普段のちょっとした病気、風邪、頭痛、腹痛、下痢、腰痛などを診てもらい、高血圧、脂質異常症、糖尿病の予備軍から軽症まで、高尿酸血症などの生活習慣病を治療してもらいます。重い病気や専門性の高い病気では、かかりつけ医から専門医に紹介してもらうのです。

かかりつけ医は、可能なら住まいや職場から近い医師が望ましく、そのためには近所の人からの口コミの評判やネット上での評価を調べてみるとよいでしょう。その時、ランキングの順番や点数だけで判断するのではなく、中に書かれている文章、口コミの内容をしっかりと読み、クリニックのホームページの院長の紹介文も読んだ上で自分に合うと思う医師を判断してほしいと思います。

　近所で適切な医師が見つからない時には、近くでなくても気軽に相談にのってもらえる医師を探しておき、医療の相談相手を確保しておくことです。中学校や高校の同級生で気のあった人の中に医師や看護師など医療従事者がいれば、相談してみるとよいかもしれません。


　専門医の選び方は、一筋縄ではいきません。専門分野はどんどん細分化が進んでおり、例えば循環器の中でも、不整脈が専門、狭心症や心筋梗塞が専門などと細かく分かれており、自分の病気がその医師の専門にうまくあてはまるのかどうかを確かめることが大切です。手術をうける時にも、例えば膵臓がんと大腸がん、食道がん、肝臓がんでは選ぶべき外科医は異なります。

　がんの治療を受ける際に、地域のがんセンターがよいかといえば、必ずしもそうとは限りません。高齢者であったり、心臓病、糖尿病、腎臓病、肝臓病、呼吸器病など重要臓器の合併症を抱える人では、臓器別の専門医がそろっており連携できる総合病院のほうがむしろ安心です。また、外科手術を受けた後の抗がん剤治療は、近年では手術医とは別の医師が行うことも増えています。その両者がうまくそろっていることが大切です。

　最近では、全国がん診療連携拠点病院院内登録のデータが国立がんセンターのホームページ上に公表され、施設別の五年生存率を見ることができます。表1はその中からの抜粋です。手術件

表1　大腸がん施設別５年生存率（%）（出典：がん診療連携拠点病院院内がん登録　2014-2015　５年生存集計報告書より抜粋）

施設名	全体	ステージⅠ	ステージⅡ	ステージⅢ	ステージⅣ
SS	67.3	88.8	75.6	74.6	16.7
SK	72.5	88.2	86.8	75.8	19.5
OK	62.0	84.8	74.2	65.0	17.2
KS	60.7	86.2	74.6	66.0	14.7
HG	66.2	91.2	74.0	69.3	12.7
TC	66.7	82.9	73.0	77.4	12.3
NG	76.7	93.9	91.5	82.9	27.5
FK	57.4	78.0	67.2	61.8	5.2
KG	71.4	84.0	81.4	79.6	18.5

数の比較的多い大腸がんをここでは引用しました。

五年生存率などの数値が週刊誌で報道される際に、ステージ分類に関係なく全体の五年生存率などで全国何位などと順位付けられていますが、そんな順位にこだわってはいけません。ステージの違う患者の割合によって当然手術結果が異なってくるからです。

まず、自分が利用できる医療機関を選び出し、その中からしぼっていきます。施設の成績を比較する時には、ステージⅡやⅢの治療成績で比べるとよいでしょう。なぜなら、ステージⅠでは、検診などで見つかり簡単に治療できるものが沢山入っていれば生存率は当然高くなり、ステージⅣでは、進行がんであっても、あえて難しい治療に挑戦している施設では生存率が低くなるからです。ステージⅡやⅢは、その上下が決まった範囲内にある患者さんであり、ある程度ばらつきが少なく、施設の治療成績を比較するのに適しています。年齢が高い人や合併症の多い人をあえて手術している病院の治療成績は悪くなりますが、実は手術の腕はよい施設である可能性もあります。このように考えると治療成績の比較は、それほど単純ではありません。

ステージⅡで比べると、五年生存率が九一％の施設があり、七〇％台が多く、六七％の施設もあります。これを死亡率で表せば、九％と三三％の差があることになります。このような成績が公表されているのは、全国の中でもある程度レベルが高い拠点病院での集計の結果ですから、それ以外の病院を含めると、病院格差はもっと大きいと思われます。

医療機関の位置する場所が自分の通える範囲内かどうかも重要です。たった一度だけ治療を受ければよくて、その後に通う必要のないような病気であれば、たとえ遠い場所にある病院であっても腕のよい先生を探して受診するのもよいでしょう。しかし、手術を受けた後に、化学療法や放射線療法などで通院しなければならないがん診療や、術後に感染や拒絶反応などが起きることのある移植医療では、やはり通院に便利な施設を選ぶほうがよいのです。

そんなことを考えながら自分で病院選びをしようとすると、実はとても大変な作業です。だからこそ、かかりつけ医を確保しておき、気軽に相談にのってもらうことをおすすめするのです。

高齢になり一人住まいが難しくなった時、在宅看護を利用することも選択肢の一つですが、老人ホームの利用も選択肢に加えてください。昔からのイメージだけで、「老人ホームなんていやだ」と考える人も多いのですが、最近では工夫を凝らして高齢者が生き生きと生活を楽しんでいる高齢者用施設が増えているのです。だから、「老人ホームなんて」と、頭から否定するのではなく、見学に行ったり体験してみることもおすすめします。老人ホームはいやだと言っていた人が、入居後には想像以上にそこでの生活になじんで、楽しく暮らしている例が最近はよく見受けられるからです。一人で閉じこもって独居生活しているより、老人ホームでむしろ元気になられる方も多いのです。

今後、自宅やホームで最期を迎えるための医療が増加することでしょう。よき在宅ケアを受けるためには、医師から探すのではなく、在宅看護、訪問看護のチームから選ぶほうがよさそうです。そして、在宅看護ケアのチームやケアマネさんから患者さんに合う医師を推薦してもらえば、スムーズに、そして効率よく、よい在宅診療医を選べることになります。

薬の効果と副作用

薬物治療は現代医学で最も有力かつ普及した治療法です。しかし、副作用を恐れて薬を飲むことに抵抗を感じている人が少なからずいます。ここでは、薬とは何かについて考えてみましょう。

現代医学における薬の開発は、化学工業の発展とともにおこり、当初、染料やその他の化学物質が医薬品の開発に利用されました。そして、一九世紀後半から二〇世紀初頭にかけて、サリチルアミド（アスピリンの前身）、フェノチアジン（抗精神病薬）、チオニン（抗菌薬）などの染料や化合物が医薬品となりました。

抗がん剤は、二〇世紀初めにドイツ軍が開発したマスタードガスという毒ガスの誘導体（ナイトロジェンマスタード）の利用から始まりました。細胞を殺す作用（殺細胞性）に重点を置いて研究されてきたのです。開発当初の薬は副作用がかなり強く、効果は期待するほどではありませんでした。

このような状況であったため、薬が開発された当初、「薬なんか飲むべきでない」と主張する人もいて、それが必ずしも間違いとは言えない状況でした。しかし、薬の効果を増大させつつ、副作用を少なくすることを目標に薬の開発は続けられ、問題の大きい薬が淘汰されてきました。

抗がん剤の使用時や麻薬による鎮痛時の副作用では、副作用を軽減するために他の薬を併用されるなど、効果と副作用のバランスを計りながら治療法が開発されてきたのです。

プラセボ効果

薬の効果を評価する時には、投与後に症状や病状が改善したというだけでは十分とは言えません。一過性の病気であれば、薬をのんでいる期間にその症状が自然に消えてしまうからです。薬を飲み始める時は、一般に症状が強く辛い時ですから、その後に自然に症状が軽くなり楽になることは少なくないのです。

そこで、実際には効果がないはずの偽薬（プラセボ）、例えば糖やセルロースなどが投与された群と、実薬を投与された群で比較することにより、薬剤の効果は評価されます。しかも、投与される患者さんにも投与する医師にも、投与される薬が実薬かプラセボかが知らされずに研究を行い、終わった時点でどちらの薬かが開示され、そのデータを統計的に評価するのです。これが二重盲検比較試験と呼ばれる、科学的に最も信頼度の高い評価方法なのです。

偽薬であっても期待する効果を示すことがあり、その現象はプラセボ効果と呼ばれています。プラセボ効果は患者さんの信念や期待、心理的な影響などによって生じるとされ、痛みやストレス、不安、睡眠障害などの症状では比較的大きなプラセボ効果が見られます。

実際に、プラセボ効果がどれほどの大きさなのかを見てみましょう。例えば、自律神経失調薬であるトフィソパムでは、自律神経症状に対して二重盲検比較試験が行われています。わが国の二五研究機関（大学病院や公的病院、有名クリニックなど）で一八六例を対象に、実薬トフィソパムとプラセボを投与し、その効果を比較検討しています。(9) 四週間の投与期間の後の評価では、実薬六七例中、著明改善が二四％、改善が六四％、軽度改善が一五％、不変が一八％、悪化が二％であったのに対して、プラセボではそれぞれ、一六％、三八％、二八％、二七％、七％でした。そして、これらが、統計的に処理をされ、有意な効果があったことになったのです。

ここで、わたしが注目したいのはプラセボでも著明改善が一六％、改善が三八％もあったことであり、自律神経失調症の患者さんの半数以上がプラセボ薬で改善以上の効果を得ていたことになるのです。

治療効果の目標（アウトカム）をどこにおくのか

次に、プラセボとの比較でAの効果（例えば不整脈の減少）はあったけれど、それが本当に望んでいる結果B（死亡率の低下）を実現しているのかが検証されることになりました。

例えば、心筋梗塞後に不整脈の出現回数が多いことが死亡リスクを高くするために、抗不整脈薬によって不整脈を抑制すれば死亡率が減るだろうと期待をして実施されたCAST試験があります[10]。結果は、研究者の予想に反して、抗不整脈薬投与群のほうが対照群よりも死亡率が高かったのです。このことから、不整脈の治療では不整脈を減らすことを目標にするのではなく、死亡率の低下を目標に、その効果が証明されなくてはならないことになりました。

このようにして、科学的効果が検証された新薬は、臨床的に最終的な目標の治療効果と副作用が十分に確かめられたものとして認可され、臨床的に使われているのです。

新薬承認後の問題

新薬が承認された後に、もう一つ関門があります。それは市販後の使われ方により思わぬ副作用が出る可能性です。有名な例としてソリブジン薬害事件をあげます。

一九七九年、ヤマサ醤油がソリブジンを新規に合成し、ヘルペスウイルスへの抗ウイルス作用を確認し、一九八五年から日本商事と経口の帯状疱疹薬として共同開発し、一九九三年七月二日に承認されました。九月三日に抗ウイルス剤ソリブジンとして発売されましたが、発売後一ヶ月足らずでフルオロウラシル系抗癌剤との併用で重篤な副作用が発生しました。九月二一日に第一症例が医療機関から報告され、一〇月六日に第二、第三例が報告され厚生省は相互作用に関する注意を徹底するための文書の配布を指示しました。一〇月一二日、厚生省はソリブジンと5-FU系薬剤との相互作用による死亡三例を含む七例の重篤な副作用発現を記者発表しました。一一月一日、企業による自主回収が開始されましたが、最終的に二三例で副作用が発現（うち死亡一五例）したのです。

この事件は、製薬会社、マスコミ、厚労省の対応などに関して多くの教訓が含まれています。患者さんにとって大事な教訓は、臨床試験（治験）によって承認された薬でも、市販後に多くの人に使われると、思わぬ副作用が出てくる可能性があることです。

ソリブジンはヘルペスウイルスに対する抗ウイルス薬です。抗がん剤を使って免疫力の落ちた人ではヘルペスが発症することは稀ではありません。そのため、この薬と抗がん剤が併用されることはある程度予想できました。しかし、治験時には副作用が出そうな患者さんはなるべく避けて行われます。そして、いったん市販されてしまうと、そのような人にも使われてしまうことになるのです。

この薬は動物実験でも抗がん剤との併用の問題が指摘されており、治験で抗がん剤との併用で副作用の出た患者さんが一人はいたため、市販開始時にフルオロウラシル系の抗がん剤との併用は避けることが、使用上の注意の相互作用の欄に記載されました。しかし、それは目立たぬ記載であり、あまり気がつかれませんでした。

この事件以降、わたしは新薬にはあわてて近づかないこととし、半年、あるいは一年ほど待った上で問題がないことを確認し、使用することを原則にしています。

市販後に重篤な副作用が出た例を、もう一例紹介しましょう。マロチレートという薬で肝臓でのアルブミンの産生を促す薬です。わが国で開発され、肝臓での蛋白合成を促すという画期的な薬として注目されました。治験は慢性肝炎や代償性肝硬変を対象に行われ、良い成績をおさめ、認可されて保険採用されました。しかし、市販後には、アルブミンが低い症例として非代償性肝硬変（進行した肝硬変）患者が治療対象になり、肝不全例を数多く発症しました。

マロチレート承認前の調査一二八二例中報告された副作用は七・五％で、主な副作用は食欲不振、嘔吐等の消化器症状七・四％、発疹、そう痒感等の皮膚症状二・三％でしたが、承認後における使用成績調査（六年間）一万二七七三例で報告された副作用は一一・七％であり、主な副作用は食欲不振、嘔吐等の消化器症状五・三％、ＡＳＴ、ＡＬＴ、ビリルビン上昇等の肝機能異常六・〇％等でした。

治験では使用されなかった進行性肝硬変患者で使われたために、肝不全などの副作用が多く出ることになったのです。結局、二〇一九年に販売中止となりました。

このように、薬は承認後にも、市販後六ヶ月間の再調査で重篤な副作用が明らかになることがたびたびあります。そのため、わたしは、特別の急ぐ事情がない限り、新薬の使用を半年は避けることが賢明だと考えています。

薬の飲み方

薬を飲む時間

薬の服用時間は、朝食後とか毎食後、食間、毎食前、就寝前などの指示が書かれています。ちなみに、食間とは、食事中ではなくて食後二時間を目安にという飲み方のことです。

最近は、なるべく薬を忘れることなく飲んでもらうために、できるだけ一日一回の服用にするという傾向にあります。そのような薬は、通常、朝食後の服用となっている場合が多いのですが、一日一回忘れずに飲むことが大切なのであり、実は朝でなくてもよい薬もあります。

例えば、コレステロールを下げる薬とか胃酸を抑える薬、胆石を溶かす薬などは、理論的には寝る前に飲んだほうが効果がよいはずなのですが、朝食後にと指示されている場合も多いのです。それは薬の飲み忘れをしないようにと、できるだけ一日一回、朝にまとめるための配慮からです。もし、夜に飲む他の薬があるのであれば、このような薬は夜に一緒に飲んでもよいのです。

飲むことを中止してよい薬と中止してはいけない薬

一般に、医師が処方した薬は全部指示通りに飲んでもらうことを前提としています。ですから、自分の判断で勝手にやめることは避けてほしいのです。

特に、抗菌薬などは、もし症状がおさまっていても服用期間を守ってもらいたい薬の一つです。中途半端な飲み方をすることで、薬に耐性をもつ細菌を増やしてしまう結果になり、他の人にも迷惑をかけてしまうことになるからです。

抗がん剤なども途中で中止すると、それまで効いていた薬がその後に効かなくなるおそれがありますから、慎重に続けるべき薬です。一般に原因を除去する薬はこの範疇になります。

副腎皮質ステロイド薬なども突然中止すると思わぬ副作用が出やすい薬です。医師の指示の下に徐々に減量することが大切です。

一方で、症状を抑えるための薬、例えば解熱薬や頭痛薬などは、症状が治まっていれば、飲まなくてもよい薬です。そんな薬は、頓服といって、症状があるときに飲むよう指示されていることも多いのです。

糖尿病では、患者さんが自分で血糖を測定し、血糖値に応じてインシュリンの量を調節するという投与法があります。それと同様に考えれば、血圧の薬も自宅で血圧を慎重にモニターしている人であれば、測定値に応じて減量することも可能です。

しかし、そのことは主治医とよく相談した上で行ってください。薬を服用していないために血圧が高めなのに、医師は効果が足りないからと薬を増やしてしまう事態を招きかねません。

多剤併用をさける

高齢になると、多くの病気を合併することになり、診てもらう診療科も、医師の数も増えます。そうなれば、服用する薬も多くなり何種類にもなります。複数の薬を服用すると、薬物相互作用といって薬同士が影響し合うことで、薬の効き目が高まったり低くなったり、予想外の副作用が出ることがあります。ですから、できるだけ薬の数は減らしたいのです。

急性期病院の入院例では、高齢者の六〜一五％に薬の副作用があり、六〇歳未満に比べて七〇歳以上では副作用が一・五〜二倍の出現率であったと報告されています。また、都内の診療所での患者さんで服薬数と転倒の発生頻度を調査したところ、三〜四剤に比べて、五〜六剤では転倒が約二倍であったと報告されています。

これらのことから、日本老年医学会は高齢者では五種類以上の薬を飲むことには注意が必要と警鐘を鳴らしています[11]。

薬を処方するのは医師側の問題なのですが、他の医師から出ている薬には注意が向いていないこともあります。また、外来で患者さんから新たな症状を言われると、医師はその症状をコントロールするために薬を追加することになります。一方で薬を減らす判断は意外に難しく、どうしても薬は多くなりがちです。医師の側だけでなく、患者さんの側にも薬を減らすことに抵抗感があるのです。結果として、処方薬の数が増えてしまいます。

日本老年医学会は、患者さんの側からも、飲む薬の種類はできるだけ減らしたいと意思表示しておくことは大切だと広報しています。[12] そして、①自己判断で薬を中止しない、②使っている薬は必ず伝えましょう、③むやみに薬を欲しがらない、④若い頃と同じだと思わない、⑤薬は優先順位を考えて最小限にしましょう、とすすめています。

ですから、他の科から出されている薬をも知ってもらうため、受診時には必ずお薬手帳をもって行ってほしいのです。

ジェネリック医薬品をどこまで信用してよいのか

「ジェネリックで大丈夫ですか?」

ある日、診療室で患者さんから次のような質問を受けました。

「先生、この前薬局に行ったら、薬剤師さんからジェネリック薬でいいですかって聞かれたんだけど、ジェネリックで本当に大丈夫ですか?」

高橋英樹さんや黒柳徹子さんなど有名タレントがテレビCMでジェネリック医薬品を宣伝しているのでよく目にはしているものの、ジェネリックといわれても、その意味や内容をよく知らない人が多いのではないでしょうか。一方で、最近、週刊誌などで「ジェネリック医薬品は危ない」などのタイトルの記事が出ているために、患者さんが心配になって尋ねてきたのです。

新薬（先発医薬品）として開発された薬は、特許出願日から二〇年の経過で特許期間が終わります。そうなれば、他の医薬品メーカーも、同じ有効成分の薬を審査を受けて認可されると、販売することが可能となります。それらを後発医薬品、ジェネリック医薬品と呼んでいるのです。

ジェネリック医薬品の中でも新薬開発メーカーから承諾をうけた上で他のメーカーが製造するものは、オーソライズド・ジェネリックと呼ばれます。これは原薬・添加物・製造方法などの全てにおいて先発品とほぼ同じものです。

ジェネリック医薬品の価格と販売量の増加

ジェネリック医薬品は二〇〇五年には数量ベースで三二・五％とマイナーな存在でしたが、二〇二二年七月には八〇・九％になり、約一五年の短期間に二・五倍に増え、メジャーな存在になっています。ジェネリック医薬品への転換が進んだ米国では、すでに九〇％を超えています。

わが国で、ジェネリック医薬品がなぜこれほど短期間に増えたのかといえば、厚労省が医療費の抑制のためにその普及を強力にすすめてきたからです。先発医薬品から価格の安いジェネリック医薬品に置き換えることにより、医療費を抑制しようとしたのです。

ジェネリック医薬品の価格は、販売当初は原則として先発医薬品の半分に設定されます。その後、市場価格の調査から薬価は改定される度に引き下げ続けられます。結果として、ジェネリック医薬品は先発医薬品の価格の五分の一程度になることが多いのです。

ジェネリック医薬品が市場で増えれば先発医薬品の価格も低下します。結果として薬価全体が下がります。ジェネリック医薬品への置き換えが進まない薬品であっても、一定の率で先発薬品の価格が下げられることになっています。

患者さんからは、「そんな安い薬で大丈夫なの？」という不安が聞かれます。その回答は、「大丈夫」ということになっていました。

新薬の薬価は、薬品の製造原価に比べるとかなり高く設定されています。新薬の開発には数百億円から数千億円という莫大な資金が必要であり、その開発費が上乗せされた価格設定になっているからです。開発費は、二〇年間という特許期間の販売によってまかなわれ、特許期間が過ぎるとジェネリック医薬品が登場し、価格が自由競争に近い状態になり、安価になっていくのです。つまり、製造原価に近づいていくのです。

ジェネリック医薬品のメーカーは中小企業だから信用できないのではないかと心配する患者さんがいます。しかし、近年は、新薬を開発する大手メーカーがジェネリック医薬品を製造したり、ジェネリック医薬品のメーカーが成長して東証一部に上場するなど、ジェネリック医薬品をつくる会社が規模が小さいから信用できないというわけではありません。また、小さくてもピリリと辛い信頼できる優秀な中小メーカーも存在します。

ジェネリック医薬品の品質の管理の問題

ジェネリック医薬品が承認されるためには、①規格試験、②安定性試験、③生物学的同等性試験などが実施された上で厚生労働省の審査を受けます。さらに、国際的にも医薬品の品質の保持のために医薬品の製造管理および品質管理の基準が整備されており、厳しい基準が設けられています。以上のような理由で、「ジェネリック医薬品も安心です」と、これまでは答えていました。ところが、そう簡単には回答をできなくする事件が、二〇二〇年一二月から二件立て続けに起きました。

一件は、ジェネリック医薬品メーカーである小林化工が製造販売した薬であり、真菌症（水虫やいんきんたむし、カンジダなど）に対する感染症治療薬「イトラコナゾール錠50「MMK」」です。この薬の製造工程で睡眠導入薬のベンゾジアゼピン系睡眠薬リルマザホンが混入していたのです。

二〇二一年に公表された事故報告書では、一錠に五mgの睡眠薬リルマザホンが入っていたことが明らかにされています。リルマザホンの通常の臨床用量（一日二mg）の二倍以上にあたります。このイトラコナゾール錠50の四錠分を一回量として服用すると、睡眠薬の臨床用量上限の一〇倍量を服用したことになります。結果として、二人の高齢者が亡くなられ、車の運転中に事故を起こした人が三八人もいたのです。

もう一件は、日医工での事件です。富山県の抜き打ち検査によって、一〇年以上前から国が承認していない工程で医薬品を製造していたことが判明しました。二〇二一年三月に業務停止命令が出され、全社の製品の販売が二四日間停止になりました。幸い、この事件では実際の健康被害は報告されていませんが、日医工はわが国の三大ジェネリック医薬品メーカーの一つであり、東証一部の会社です。そのメーカーが不祥事を起こしたのであり、ジェネリック医薬品に対する信頼を大きく損なわせることになりました。

この事件の発覚後、製造工程においても、出荷前の品質チェックの面でも、長年にわたって省令が遵守されていなかったことが明らかになりました。監督機関も長期間にわたり十分なチェックをしていなかったのです。

ジェネリック医薬品メーカーは数多くありますが、その中でよく知られており、信頼性が高いと考えられていた二社でこのような事件が起きたことは衝撃的でした。このような事件とコロナパンデミックが重なり、薬が足りない、届かないという事態がわが国に出現したのです。

ジェネリック医薬品の安全性の問題

ジェネリック医薬品の普及は、わが国に比べて欧米で先行してきました。そのため、ジェネリック医薬品の安全性についての問題意識も欧米諸国では高く、欧米の医学雑誌には、ジェネリック医薬品の安全性や信頼性に関する論文が多数見られます。

例えば、循環器疾患で使用する多くの薬や、てんかんに対する薬では、ジェネリック医薬品と先発医薬品が同等の効果と安全性があり、両者の間に差がないと結論する論文があります[13][14]。

しかし、抗がん剤では、結論が異なります。インドでつくられたジェネリック医薬品が開発途上国で問題を起こしており、欧米諸国や日本などの監視の厳しい国では大きな問題を起こしていないというのです[15]。すなわち、国の監視が厳しくなければ、ジェネリック医薬品の安全性が低くなるというのです。この論文で、日本は監視の厳しい国とされているのですが、今回の二つの事件は、そうではなかったことを暴露してしまいました。

薬の効果と安全性の指標として治療指数があります。治療指数は、五〇％致死量／五〇％効果量（LD50/ED50）で表されるため、治療指数が小さい薬は致死量と治療効果を示す量の比が小さく、安全性が低い薬です。この治療指数が小さい薬において、ジェネリック医薬品では安全上の問題が報告されています[16]。

腎移植後に使われる免疫抑制剤では、すべてのジェネリック医薬品が先発品と同等の相対的生物学的同等性をもつわけでなく、有効性と安全性に関して同等であるという証拠が十分ではありません。そのため、治療指数が小さい薬品では、ジェネリック医薬品の承認にあたって、より厳しい規制要件が必要と結論とされています[17]。

わが国で起きた今回の二つの事件から明らかになったように、製造工程の間違いや管理の不良から起きる問題だけではなく、治療指数の小さい薬品においては、ジェネリック医薬品の使用は根本的な問題があるため、使用することに慎重さが求められるのです。

患者学の視点で見たジェネリック医薬品との付き合い方

慢性病の時代になり高齢化社会で医療費が高騰する中で、医療費抑制のためにジェネリック医薬品の普及は必要不可欠なものと思われます。そして、ジェネリック医薬品への移行は、今後も厚労省の方針として継続されることでしょう。実際、二〇二四年十月からは、特別の理由がなければ、ジェネリック医薬品が存在する先発医薬品を希望する時には余計な費用が加算される制度になりました。そうであれば、ジェネリック医薬品の有効性と安全性に対する不安を払拭させておかなければなりません。

最終目標は、製薬メーカーの体制を整えて市場に出ているジェネリック医薬品の全てが安全で安心なものにすることです。しかし、そうなっていない現実があるのであれば、その対処が必要です。

まずは、監督官庁による厳しい査察が求められます。これがなければ、欧米諸国のようにジェネリック医薬品の安全性を確保することはできません。

次に、医師が薬剤を処方するときの注意です。処方箋上でどのジェネリック医薬品でもよしとしてしまえば、ジェネリック医薬品の中のどのメーカーの製品が患者さんの手に渡るのかを医師は知りようがありません。患者さんが訪れた院外薬局にたまたま備えられていたメーカーの製品が出されることになるからです。同じ院外薬局でもらうとしても、今月と先月では違うメーカーの製品を仕入れている可能性もあります。

その対策として、ジェネリック医薬品の中でも、「品質が信頼できるメーカー」、「患者が今まで継続して使用している製品」に指定することが考えられますが、院外薬局が指定されたメーカーの薬剤を常備することは難しく、現実的ではありません。

どの院外薬局で出されているジェネリック医薬品は信頼性が高いのかの情報を患者さんに届けることも必要かもしれませんが、そんな情報は医師も知りません。このような事件が起きてしまうと、規模の大きい会社や歴史のある会社が安全とは言い切れないことがわかりました。そして、どのジェネリック医薬品メーカーが信頼できるのかを誰も知ることはできないのです。

患者学の視点からいえば、患者さんにもジェネリック医薬品の選択にも積極的に参加してもらうことが一案です。

今まで製薬メーカーの選択は、医師または薬局の薬剤師に任されてきましたが、患者さんが、どのジェネリック医薬品メーカーのものにしてほしいとか、前回と同じメーカーのものにしてほしいなどと要望することです。しかし、患者さんがジェネリック医薬品のメーカーを指定することは薬局に大きな混乱をもたらすため、実現は難しいと思います。

患者さんの側で実現が可能なことは、先発薬からジェネリック医薬品にスイッチした時に、その効果や安全性についてもっと意識的になることです。自覚症状のあるものなら、自覚症状の変化により、患者さんはある程度の効果判定をできます。血圧の薬であれば、家庭での血圧測定により、効果をモニターできます。

薬の効果を患者さん自身ではモニターできないものは、診療所でその効果を判定してもらわなければなりません。薬によっては、薬の血中濃度を測定したり、効果の指標を医療機器で測定することで確かめることができます。

また、薬をジェネリック医薬品に切り替えた直後には、次の受診までの期間を短くしてもらったほうがよいかもしれません。医師も切り替える当初は、効果と安全性について慎重にモニターしなければいけません。

ジェネリック医薬品を使うことが当たり前の時代になり、その使用法について、医療者も患者もより慎重になる必要があるのです。現時点では、わたしは基本的にはジェネリック医薬品を使うことに対して慎重でありたいと考えています。

医学的正式病名を聞く

医師から病院での診断について話されるとき、患者さんに分かりやすいようにと説明されることで、結果として、かえって病気が正確に分からなくなることがあります。そして、それをかかりつけ医に説明しようとしても、どんな病気なのかは伝わりません。

例えば、膵臓に腫瘍が見つかり、「膵臓に腫瘍ができています。膵臓がんの一種ですが、悪性度はそれほど高くありません」と言われた時、「医学的に正式の病名は何でしょうか?」と尋ねて、メモをしてほしいのです。あるいは、主治医に病名を紙に書いてもらうのです。その場では、病名について理解することができなくても、現在では帰宅した後に、ネット上で調べることが可能です。自分で調べられなければ家族に調べてもらってもよいでしょう。かかりつけ医に報告するときにも、正式病名があれば理解されやすいのです。

アップル社を創業したスティーブ・ジョブス氏の死亡原因は、二〇〇三年に発覚した膵臓がんということでしたが、実際には神経内分泌腫瘍といわれるがんでした。膵臓の神経内分泌腫瘍は膵臓がんの一つではありますが、膵臓腺がんのようには悪性度は高くありません。そして、肝臓などに転移しても、転移後にゆっくりと進行し、膵臓腺がんとは全く経過が異なります。一口に膵臓がんといっても一様ではありません。

ですから、このような病気と診断されたと、かかりつけ医と相談しても、病気の解説や返答の仕方は全く異なるのです。正式の病名が分かっていれば、医療者はそれに基づいて相談に応じることが可能です。また、正式病名がわかれば、自分でネット上を検索し、どんな病気なのかを調べることも可能です。医師に正式病名を書いてもらうか、メモしておくことが重要なのです。

実年齢と肉体年齢

高齢社会となり、治療の選択をする上で年齢の因子が重要になります。単純に七〇歳や七五歳、八〇歳を越えたからと、実年齢の数値に基づいて治療法を限定すると間違った判断をすることになります。ある医師は、「八〇歳を越えたら、もう平均年齢を超えているのだから、治療などしなくてよい」などと乱暴な論理でいうのですが、そんな論理で簡単に決めるべきことではありません。

実年齢と肉体の年齢には大きな個人差があります。しかも、高年齢になればなるほど、その差が大きくなります。ある程度副作用を伴う治療や手術を受けるかどうかを決めるときには、実年齢よりも肉体年齢の判断が重要なのです。

客観的な数値にだして肉体年齢を推定することは難しく、医学論文上に肉体年齢という表現はほとんど出てきません。動脈硬化の度合い、多臓器の合併症の有無などは科学的な肉体年齢の表記に相当するのでしょうが、それだけで判断できない要素もあり、医師の経験が必要となります。

わたしの知人Sさんから、「九〇歳を超えた父親が大学病院に入院となり、大腸がんと診断されたが、高齢で何もできることがないからと消化器内科の主治医から退院をすすめられたのだけれど、どうしたらよいか?」と相談がありました。Sさんの父親は、今まで毎日のように散歩に出かけ、普通に日常生活を送り、認知症もなく、心臓病、肺病、腎臓病、糖尿病、肝臓病など主要臓器の病気を一切もっていないのです。しかも、大腸がんは進行しており、腫瘍のためにかなり大腸の内腔が狭くなっていると言われています。

わたしは、「がんを取りきれないとしても、狭窄部を切除してつなぐだけでも長生きできる可能性があるので、外科の先生にも診てもらったほうがよいのでは」と助言しました。その病院の外科のＦ教授は、当初九〇歳以上の大腸がん患者で手術をしたことがないと渋っていました。

Ｓさんは医療関係の仕事をしているため、親しくしている別の大学教授の外科医Ｙ教授にも相談しました。Ｙ教授はＦ教授と同じ外科教室の先輩であったため、「あなたの父親がそんな状態だったらどうしますか、もしそちらで手術しないのならうちでやります」とＦ教授に尋ねたのです。その結果、Ｆ教授の下で外科的切除をすることになりました。

切除後、すでに五年以上が経過し、九七歳になっても元気に暮らされています。現在は、自動車の運転免許を返納するかどうかで悩んでいるというのです。手術をしないで放置していれば、おそらく二〜三ヶ月以内に腸閉塞を起こし、緊急入院となり亡くなられていたはずです。

このように、実年齢だけで判断することは、有効な治療の機会を失うことになりかねません。あくまでも、個人個人の状態を把握し、その人に適切な治療を選ぶことが大切なのです。


「健診で便潜血反応が陽性であり精密検査を受けなさいとの通知が来たけれど、前に一度大腸鏡検査を受けたことがあり、とても苦しかった。わたしは、もう七〇歳を超えていて、どうせ、がんだと分かっても外科的な治療など受けないと思う。それなら、いっそ大腸鏡の検査も受けなくてよいのではないかと思うが、先生はどう思う」と、知人のGさんから相談を受けました。わたしは、次のように返答しました。

「便潜血反応は、健診をうける人の六〜八％が陽性としてひっかかります。精密検査を受けてがんが見つかるのは、その内の二〜三％です。便潜血が陽性であっても大腸がんの可能性は少ないのです。しかし、便潜血陽性で、がんではなくポリープが見つかる場合があり、ポリープは大きさが五㎜を超えると、その中にがんが含まれている場合があります。大腸鏡検査はそれなりに大変だけれども、ポリープの切除はその場で簡単にできてしまいます。そして、そのポリープを放置しておくと、進行がんになって命取りになる可能性もあるのです。」

Gさんは、「そうか、ポリープを切るだけなら、治療を受けてもよいし、そういう可能性があるのなら大腸鏡検査を受けてみよう」ということになりました。後日、Gさんから、大腸鏡検査を受けたこと、直腸に二㎝大のポリープが見つかり切除したこと、病理検査の結果、早期の大腸がんであったことが知らされました。

五〇歳代の女性で、最近胃の調子が悪いからと相談を受けました。当初、胃の内視鏡検査は大変だからと嫌がっていたのですが、内視鏡のほうがレントゲン検査より小さい病変が見つかりやすいからとすすめて検査を受けたところ、胃体部に五㎜ほどの平坦な病変が見つかりました。病理検査で印環細胞を含むというがん病変であることがわかり、悪性度が高いものでした。しかし、早期発見で内視鏡的粘膜切除だけで治療を終え、それからもう五年以上が経過します。

このように、検査や治療について、どのような情報をもらうのかによって、患者さんの決断は大きく変わります。そこが、患者さんの自己決定について考える上での難しい点です。患者さんに偏った情報や誤った情報が伝わっていると、思い込みや早合点などから治療の選択を誤ってしまうのです。そして、患者さんが渋っていても、医師がちょっと背中を押してあげることが必要な場合もあるのです。

「症状のないがんは治療などしないほうがよい」などと、過度に一般化された話を信じて、自分の病気の治療方針についての早計な結論を導き出してはいけないのです。今の自分の病気がどのような状態であり、それに対してどのような治療があり、どのような副作用があるかなど、多くの情報を得て、それらを天秤にかけた上で、よく考え、決断することが大切です。

治療を受けないことも含めて治療法の選択肢を十分に検討し、判断や決断することが大切です。そのためには、がん治療の賛成派と反対派の両者の意見を知り、それらを十分に吟味することも必要です。そして、自分の味方になってくれる専門家、かかりつけ医によく相談した上で決断することがすすめられます。また、家族や親しい友人にも相談してみてください。それらが達成された上で、真の意味で患者の自己決定権が生かされる医療が実現できることになるのです。

第二章　医師について知っておきたいこと

医療の現場で、患者さんと医師の間にすれ違いが起きていることが少なくありません。そのことが患者さんや患者さんの家族を苦しめています。それは異なる文化をもつ集団が交流する時に見られる異文化交流の結果と見ることができます。それぞれの集団の中には特有の常識があり、それは他の集団の中では必ずしも常識として通用しないのです(18)(19)。

患者側には患者さんが医師に対して期待する役割があり、医師側には患者さんに対してもつ医師としての役割意識があります。医療の歴史の中で、両者が想定する医師の役割は変遷し多様化してきました。そのことが患者と医師とのすれ違いを生んできたのです。

ここでは医師がもつ役割意識や医師の思考法について解説し、患者さんが医師にどのように対処できるのかを考えたいと思います。

歴史的に見る医師の役割の変遷

第一章で述べた医療の歴史の経過の中で、市民や患者が医師に期待する役割、医師が患者に対してもつ役割意識は変化してきました。

医師の役割は、患者と医療者の双方が創り出してきたものです。その変遷は、前の時代のものが消え去り、次の時代のものが取って代わるのではなく、前の時代の役割が残されたまま、次の時代のものが積み重なるかたちで形成されたようです。そして、その堆積の仕方は、「市民や患者」と「医療者」の間で異なり、それぞれのグループの中でも、個人によって異なります。

現代の医療が抱えている問題を理解しやすくするために、医師の役割を、呪術師、父親、科学者、保険診療の受託執行者の四つの段階に分けて解説します（図2）。

①呪術師としての医師

原初の医療で医師が呪術師として働いていた時代には、医師は神の代理人あるいは神のような存在、神への取り次ぎ役としての役割が期待されていました。

呪術者としての医師は、患者さんが「先生、この症状を何とか治してください」と頼ってくれ

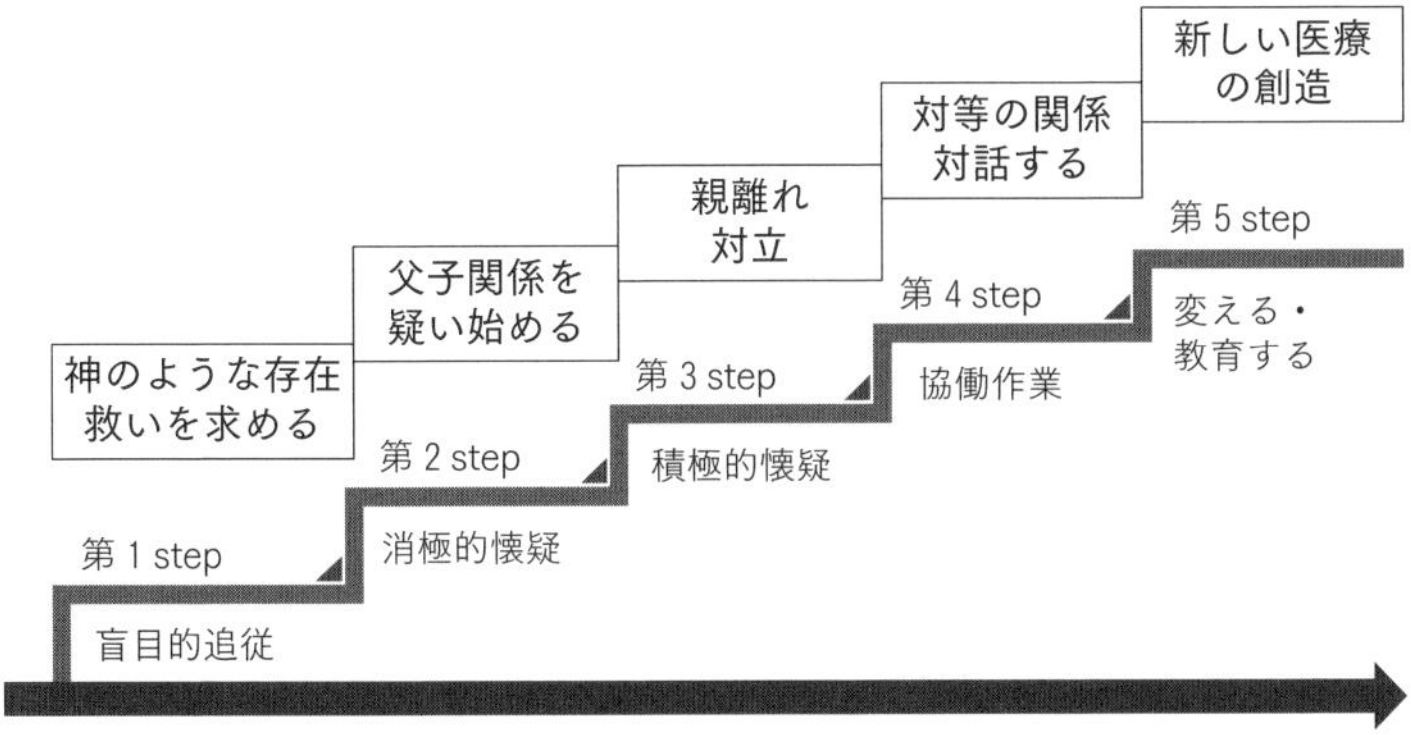

図 2　患者が歩む意識のステップ

ば、「よし、よし、私が治してあげよう」、「大丈夫、安心しなさい。病気がちゃんと治るよう、とりはからいましょう」と自信ある振る舞いをします。病気で不安になっている患者さんにとっては、その言動が安心感を与えます。不安感の強い患者さんにとって、このような医師は安心感を与えてくれる良医なのです。

病気が一過性のものであり、自然経過で治ってしまうものであれば、このような患者と医師の関係性でうまく機能します。現実の問題として、例えば、風邪、頭痛、腰痛、腹痛、急性下痢など、診療所の外来に初診で訪れる患者さんの病気の多くは一過性であり、症状は自然経過で消え去り、治ってしまうことが多いのです。

一方で、医師が患者さんの病気に対して自分は適切な治療ができそうにないと考えても、治せるふりを演じ、「大丈夫、私にまかせなさい」というのであれば問題が生じます。そのことで、他の医療機関で適切な治療を受ける機会を失ったり、効果もない無駄な治療に時間と大金を浪費する結果となるからです。最終的に、患者さんは期待した効果は得られず、手遅れで死亡することになったり、障害を残すことになれば、患者さんはインチキ医者に騙されたと憤慨することになるでしょう。

②父親としての医師

ヒポクラテスの時代になると、医学に関する智恵が蓄積されていきます。語り継がれたり、記録されたものとして医学知識が一部の人で共有され、医学の専門家集団が生まれます。このことで、医療が専門家集団に属する医師から提供されるものになりました。

医師が医療における智恵と技術を習得すること、専門家グループの中では家族のような存在として智恵を伝授し合うことが「ヒポクラテスの誓い」で宣誓されています。この際、その専門知識を部外者に伝えることは禁じられ、専門家集団の中で知識は囲い込まれ占有されました。

医師は、患者さんに対して最善の治療を施すことを誓いますが、それは父親が子供に対するような関わり方でした。患者さんが症状を訴えて受診すると、父親としての医師は、「それでは、この治療をします」、「あなたは、このようにしなさい」とテキパキと患者さんに指示を出します。患者さんは、自信あふれる医師の態度に頼もしさを感じ、安心して医療を受けます。

一方で、患者さんは、「私はそんな治療を望んでいないのに」と思っても、それを言いだすことはできません。また、言ったとしても聞き入れてもらえないかもしれません。豊富な経験と智恵を持つ医師はプロフェッショナルとしてふるまい、わたしが唯一の正解を知っていると考えています。それは、昭和時代の家庭内における強い父親や小学校の教師のような存在です。医師は患者さんに対して「由らしむべし、知らしむべからず」のスタイルで接します。一昔前に多かった医師のタイプです。

しかし、このようなスタイルの診療を好む患者さんは、現在も意外に多く存在しています。そのような患者さんにとって、「甲と乙の治療があるけれども、あなたはどちらを選びますか」と質問してくるような医師は自信なさげに見え、頼りなく感じられます。「そんなことプロのあなたが決めてください」と言いたくなり、医師に不信感をおぼえます。

③科学者としての医師

近代科学が勃興すると、科学としての医学が急速に発展し、一定の成果を上げてきました。医療の知識や技術は科学的に検証され蓄積されます。そして、それらは専門家集団の中で伝達され、報告され、共有されることが重んじられました。病理解剖や実験医学などにより病気の原因が追究され、病気を客観的に論理的にとらえることを目指します。病気の診断、治療、予防、健康の増進法が科学的手法で追究されます。

科学的医療は他分野の科学の進歩に追随しながら発展し、知識と技術が集積されてきました。病気を診断し把握するための医療機器が開発され、臨床検査や画像診断などが医療の中で有力な手段となります。病気を数値や画像で診断することが可能となり、治療法の効果判定にも統計学的手法が持ち込まれます。

医学研究には公的な資金がつぎ込まれ、研究で得られた知識や技術は人類の共有財産という意識が生まれます。同時に、その研究成果は社会に対して開かれたものであることが期待されます。現在診療している医師の中で最も多いのは、科学者としての医師です。現代医学の教育をうけた医師は、科学的証拠（エビデンス）に基づく知識と技術を習得し、最新の医療を提供しようとします。同時に、科学的証拠を積み上げていくことも、医師の重要な責務と考えます。これらの医師の働きにより、患者さんは現在の医学の恩恵を受けることが可能になったのです。

科学的医師は常に冷静で客観的であることが求められます。どんな状況下でも感情を表に出さないように努めます。まるで、仮面をかぶっているかのように見える医師がいるのは、そんな理由もあります。患者さんは、そんな医師を人間味のない冷たい医師と受け取るかもしれません。しかし、それは「医師は感情を表に出してはいけない」という思いの下、意識的につくられた仮面かもしれないのです。このような医師の中にも、心優しい医師は沢山いるのです。

血液検査や画像検査などの検査データはパソコン上の電子カルテに入っています。医師はそれらのデータを読み取り判断することにより、病気を診断し治療します。しかし、患者さんは、

「この医者はパソコンばかり見ていて、ちっともわたしのほうを見てくれない」と不満を感じます。

現代医療は膨大なデータに基づいて病気の診断や治療をしています。しかも、混み合った病院の診療で医師に許される患者さん一人あたりの時間は三〜五分と著しく短く、医師はその時間内にデータを把握し、判断しなければならないと考えて診療しているのです。患者さんはその医師の様子に不満を感じてしまうのです。

科学的医師は、病気を確率論的にとらえます。したがって、「この治療で絶対によくなる。病気は治る」「この治療は副作用もなく心配は要らない。絶対に安全だ」と患者さんに言うことはできません。そのことが、患者さんにとっては物足りなく感じられ、不安に感じます。

医師に「大丈夫、安心です」と言ってもらいたいのですが、科学的態度で真面目に診療に向かう医師は、そのような言葉を使うことができません。

医師が「この薬、あなたに効くかどうかはわかりませんが、飲んでみますか」などと言って薬を処方すると、前述の薬のプラセボ効果（心理的な効果）が打ち消されてしまいます。

有効な治療法がない病気、あるいは、それまで行ってきた治療が無効となり、有効な治療がなくなった病気の患者さんに対して、科学的医師は「現在の医学では、もうできることはありません」と無力であることを認め、他院への転院をすすめます。患者さんはその言葉で、「医者から見放された」と嘆くことになります。

医師が科学的証拠を積み上げることを優先しすぎることになると、「科学や医学の進歩のために患者はある程度犠牲になることはやむを得ない」と考えてしまうことになります。

以上、科学的医師の悪い面ばかりをとりあげて書きましたが、一方で、このような医師の存在により現在の高いレベルの医学が準備され、提供され、成果を上げてきたことも事実なのです。

④保険診療を受託執行する医師

第二次世界大戦の終戦後、医療は人間の生きる権利と密接に関係するものとしてとらえられ、医療は個人が支払う金銭的対価によって受けられる私的なものとしてではなく、社会全体で公平に受けられることを前提に提供されることになりました。

先進国では医療に健康保険のシステムが導入され、保険診療の利用により貧富の差に関係なく一定以上のレベルの医療を受けることが可能になりました。わが国では一九六一年に国民皆保険制度が導入され、医師は、患者さんの貧富によって治療法を選択するという作業を免れることになりました。このことは、患者さんにとっても医療者にとっても朗報です。

ただし、医師は保険診療が認めた範囲内で診療することが義務づけられ、保険診療として認められていない医療はできないし、やらないことになります。自分だけには特別な治療をしてほしいと願っている患者さんにとっては、そのことが不満に感じられます。

保険診療によって縛られるだけでなく、医師は学会などで決められたガイドラインやマニュアルに従うことに努めます。結果として、自分自身で考え、工夫することは少なくなります。医師はガイドラインやマニュアルにあてはまらない患者さんを、自分が診るべき対象ではないと考え、マニュアル通りではない患者のほうが悪いと考えてしまうのです。

以上、医師に期待される四つの役割をあげましたが、現在も、医療の現場では四つの医師の役割意識が様々な形で表れてきます。また、これら以外にも、患者さんを隔離する（結核やコロナ感染症など）、精神疾患などで強制入院させるなどの強権をもつ役割もあります。

どの役割意識をもつ医師がよいとか、どの役割が正しいということではありません。患者さんは状況によって医師に対して異なる役割を期待し、いくつかを掛け持ってもらうことを期待しているのです。

患者さんは医師に対して様々な役割を期待して受診し、医師が様々な役割を担いつつ、状況によりそれらを使い分けながら診療することを求めています。そして、患者と医師の役割意識がマッチしていない時に、問題が生じるのです。

高度先進医療による治療で期待した効果が得られず、次に行うべき有効な治療がなくなると、医師は、「もう、この病院で、できることはありません。自宅の近くの移れる病院を探してください」と退院を迫ります。このことが、がん難民を生むことになりました。しかし、高度先進医療の設備を備えた医療施設を社会の中で効率よく運用していくためには、そのような判断がやむを得ない面もあり、いちがいに医師を責めることはできません。そこには、受け皿としての次の医療が必要とされるし、患者さんの側にも、ある程度の覚悟は必要なのです。

医師と患者さん側の役割意識がそれぞれうまくあっていても、そこにだましや不誠実さがあれば、問題が生じます。

例えば、進行したがんの患者さんは、「大丈夫、私にまかせなさい」、「手術などしなくてよろしい」、「抗がん剤など受けないほうがよい」、「この治療を受ければ必ず治ります」と明言してくれる医師、すなわち呪術者や父親としての医師を探し求めます。手術を受けることを恐れている、抗がん剤治療は何とか避けたいと考えている患者さんにとって、「手術を受けなくてもよい」、「抗がん剤など受けないほうがよい」という言葉は救世主からの言葉のように聞こえます。その意味で、患者さんが期待する役割を果たしてはいますが、結果として、有効な標準治療を受けられず手遅れになったり、無効な治療に高額な支払いを請求されることになるのです。

医師の頭を支配する科学的思考と専門医思考

ここまで述べてきたように、医師は様々な役割意識を持ちながら診療をしていますが、現代医療で最も支配的で優位なのは科学的思考と専門医思考です。この二つについてさらに詳しく解説しましょう。

医師の科学的思考

病気には原因があって結果がある。だから、その原因を見つけ、取り除くことが医療の目標であるという考え方は病因論と呼ばれます。科学的医師はこの立場で思考します。

科学では普遍性が求められ、世界中のどこでも誰にでも通用することが前提とされます。そうであれば、地域や文化による差、個人差などはあまり考えなくてよいことになります。診療はマニュアルに従って行えばよく、患者さんをマニュアルに当てはめることが診療なのです。

科学的医師は、感覚や直感でなく論理的思考の上で医療を提供するために、感情を表に出さず、常に理知的であろうとします。統計処理による科学的証拠に基づく医療を信じ、医師の感覚や経験の積み重ねは重要視しません。数値や画像で表されないもの、統計処理できないもの、感覚に頼る診察（例えば聴診や触診などの技術）は、興味の対象外となります。

近年、内科医の診察から聴診や触診の技術は切り捨てられてきました。一昔前には、聴診器一つで、心臓にどのような異常があり、どのような血流の変化があるのかを的確に聴き分けることのできる循環器の名医がいました。あるいは、打鍵器をもち診察することで、脳のどの部位にどのような変化があるかを精確に診断する神経内科の名医がいました。

しかし、今後そのような名医が現れる可能性はますます低くなるでしょう。なぜなら、超音波検査やCT検査・MRI検査などの利用により容易に診断することができ、しかも名医よりも精度が高いため、感覚による診断技術の習得は意味を失ってきたためです。

そして、大学病院などに勤務する医師は、医学者としての業績が求められます。業績とは、学術論文の質と数であり、専門家集団である学会などでの活躍です。学会内での評価、つまり閉じられた世界での評価が重んじられます。結果として、患者さんや社会からの評価に関心や興味を持ちにくくなってしまうのです。

医師の専門医思考

現代医学が要求する知識と技術は膨大であり、かつ奥深くなってきています。そのため、一人の医師が全ての医療を習得することは困難です。そのため、医師の仕事は専門分化が進みました。

専門医は専門分野の知識と技術に精通することが要求され、その分野の病気に対して強い責任感を持ちます。その代わり、自分の専門範囲でない病気には関心を持ちにくくなり、そのような病気は自分の守備範囲でないと考えます。そのために、自分の専門分野に逃げこんでしまう結果になるのです。

結果として、専門範囲外のよくわからない病気の患者さんには関わりたくないと考え、「もうこの外来には来なくてよいです」といい、別の分野の専門医や総合診療医、心療内科医などの受診をすすめることになります。しかるべき専門医に紹介することも、専門医としての大切な役割なのです。

専門医は次第に人間を全体として見ることに関心を持てなくなります。機械修理工のように、悪い部分を特定し、その部分の補修や取り替えを試みます。

専門医の診療では、患者さんの病気が自分の専門分野の範囲内にあると判断すれば、次に大切になるのは命に関わる病気であるかどうかの判断です。命に関わらないものであれば、とりあえず経過をみておけばよいと考えます。

病気の原因に対する治療ではなく、症状を抑えるだけの医療は対症療法と呼んで軽視することになります。専門医は科学的根拠をもって有効とされる治療がある病気に対しては診療意欲を見せますが、有効な治療がなくなれば関心を失います。

自分の専門分野ではあっても治すことのできない患者を診療することは、専門医にとっては屈辱であり苦痛を感じます。そのような患者さんの診療は自己肯定感が否定されることになるため、なるべく避けたいと考えます。現代医学では、病気を治せないことは敗北なのです。

専門医が、治すことのできる病気を治療をしている時には、自分の満足感も高く、患者さんにも喜ばれ感謝されます。外来には、このような治療が可能な患者さんがあふれるほど待っています。

そうであれば、治療可能な患者さんを優先したいと考えてしまうのは、ごく自然な思考の経過です。そんな医師を一概に責めることはできません。彼らは治すことのできる患者さんを診療することで、身も心もすり減らしながら忙しく働いており、実際に治療がうまくいき喜ばれる患者さんが多数存在するのです。

自分が医療過誤に巻き込まれるか巻き込まれないかは、医師として働く上で死活に関わる問題となります。ですから、訴えられたときに備えて申し開きができるようにと、自分の身を守るための医療を行います。

以上、科学的医師と専門医の思考法について述べてきましたが、あなたはそんな医師を許せないと感じられたでしょうか。ある程度理解できると考えられたでしょうか。わたしは医師がこのように考えてしまう背景を患者さんにも少しは理解していてもらいたいのです。また、全ての医師がここに述べたような思考をしているわけではないし、治療の難しい患者さんでも、一人一人の患者さんに真剣に向き合い診療している医師も多数存在します。

医師は必ずしも、最初から患者を騙そうとか、この患者で儲けてやろうとか、仕事をさぼろうなどと考えているわけでなく、それぞれの役割意識の中で自分の専門性を生かそうとして、現在の状況をつくっているのです。こんな状況を知っていただいた上で、医師や医療者にどのように対処できるかを患者さんの側でも考えてもらいたいのです。

患者さんと医師、そして患者さん家族と医療職が共有する目標をもち、その目標に少しでも近づくために協働する医療を創り出すことが大切なのです。

医師が医学の知識では質も量も圧倒的に勝っていることは当たり前のことです。そんなところで患者さんが張り合う必要はありません。患者さんが、自分自身の目標をしっかり把握し、そのことを医療者にも伝え、目標に向かって協働できる関係性をつくるのです。

わたしは診療室内や病棟で患者さんを診察するだけでなく、「肝臓病教室」、公開講座「患者学」、「慢性病患者ごった煮会」などを開催したり、患者会の集会にも積極的に参加するなど、自分の受け持ちではない専門外の患者さんにも接する機会を数多くもってきました[20][21]。そして、医療者が普段知ることが難しい患者さんの本音や悩みを聴く機会がありました。そして、患者さんとの対話を通して、患者さんがよい医療を受けるにあたって、次の三つの要素が大切であると考えました。

それは、

①家族や医療者との上手な関係性の持ち方、コミュニケーション力

②医療健康情報リテラシー、情報の集め方・読み方

③病気を抱えながらもその人らしく生きる力

です。次章からは、この三点について詳しく解説したいと思います。

第三章　患者と医療者が協働する関係をつくる

患者さんと社会的関係性

死亡率に影響をおよぼす因子として、喫煙、飲酒、インフルエンザに対するワクチン接種、運動、体重などはよく知られていますが、二一世紀に入るとそれらに加えて社会的関係性が注目されてきました。社会的関係性は、今まで知られてきた因子に比べて、勝るとも劣らぬほどに、大きな影響を持っていたのです。

では、この社会的関係性とは一体どのようなことを指しているのでしょうか?

それは、家族、友人、パートナーなどの親密な関係をもつ人から情緒的なサポートを受けられることを意味しています。例えば、困ったときに頼ることのできる配偶者、パートナー、親しい友人などの存在が、高齢者や慢性病患者の死亡リスクを低減するのです。

集団への帰属意識、社会的統合をもたらす社会的関係性も、健康状態の改善や死亡率の低下に関係します。例えば、町内会などの地域の集まり、ボランティアグループ、宗教団体などへの参加がストレスを軽減し、幸福感にも寄与します。

一方、孤独であることや社会的な孤立は、死亡率の増加につながります。社会的孤立は、感情的サポートを受ける、健康的な行動をとる、ストレスを管理するなどの機会を少なくし、健康状態の悪化や死亡率の上昇につながります。

それでは、具体例として社会的関係性の効果を示す研究報告を紹介しましょう[19]。

心筋梗塞のために入院した患者を対象とした研究で、入院時に情緒的に支援してくれる人が少ないと回答した人では、半年後の死亡率が有意に高かったというのです。この研究では、「自分が抱える問題について話し合ったり、困難なことを解決する手助けをしてくれるなどの情緒的なサポートを頼れる人はいますか？」と質問し、その人数を集計しています。頼れる人は誰もいないという人に比べて、頼れる人が二人以上いる人では、死亡率が半分以下だったのです（図3）。

困ったときに頼れる人、話を聴いてもらえる人、決断の手助けをしてくれる人が自分の身近にいることが病気からの回復に大きく影響するのです。つまり、よい療養生活を送るためには、家族や友人との関係性を普段から良好に保っておくことが大切なのです。

この研究では家族や友人の中で決断を支援してくれる人の数を質問しています。しかし、医療

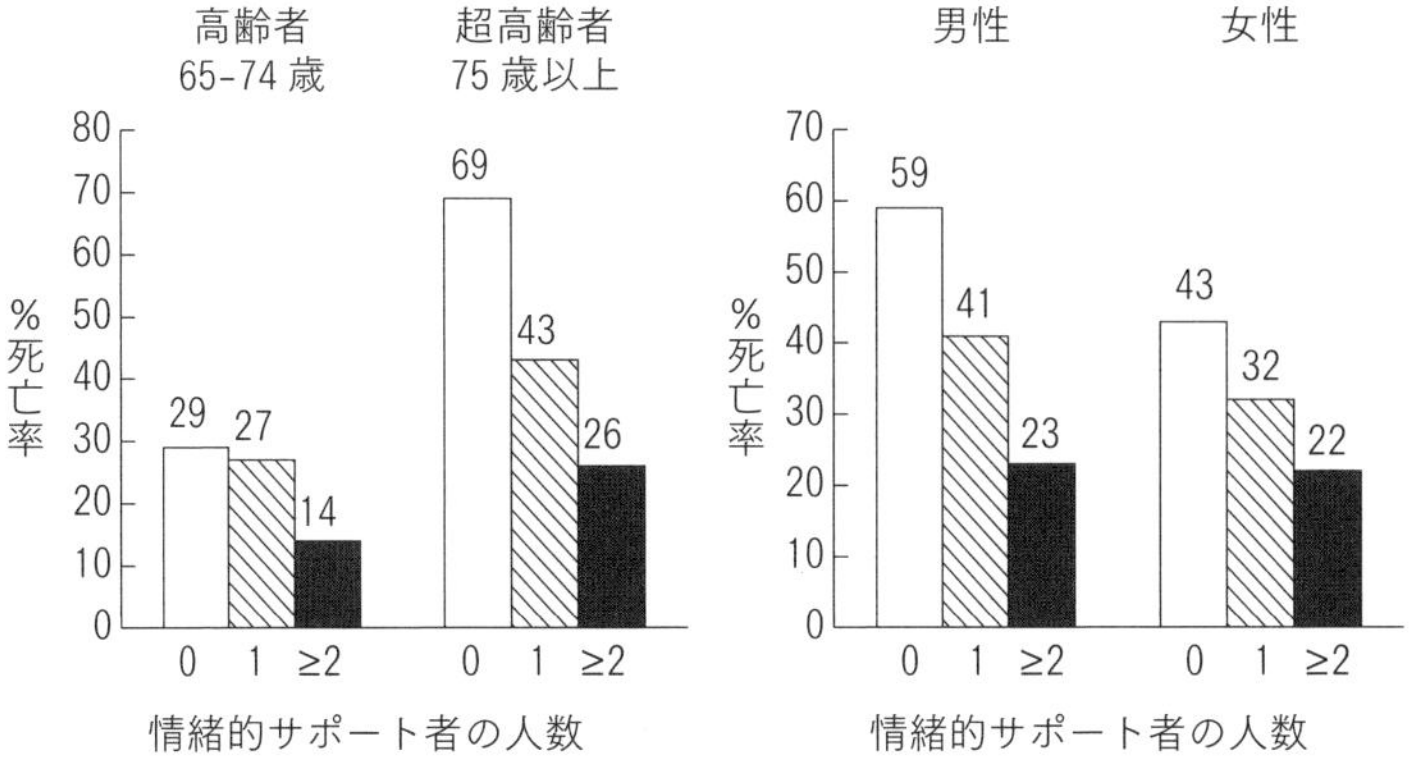

図 3　心筋梗塞で入院した患者の情緒的サポートの有無と 6 ヶ月後の死亡率
発症前に情緒的なサポートをしてくれた人の数が多いと、心筋梗塞発症後の死亡率は低い。（出典：Berkman LF, Leo-Summers L, Horwitz RI. Emotional support and survival after myocardial infarction: a prospective, population-based study of the elderly. *Ann Intern Med*. 1992; 117 (12): 1003-1009.）

において問題を抱えている時、その決断を支えてもらうには、医療者の協力も不可欠です。患者と医療者が信頼し合うことができ、対等に話し合えた上で、サポートする・されるの関係になることが大切であることは疑う余地がありません。

病気を抱える患者さんにとって、医療者との関係性の作り方は最重要課題の一つです。そこで、患者さんの立場からの医師との関係性について考えてみたいと思います。

患者さんから見た医師（医療者）との関係性

患者さんと医師の関係性は相互が影響し合う歴史的経過の中でつくられてきました。

その関係性を変えていくためには、医師あるいは患者さんの一方だけが変わればよいのではなく、両者の変化が必要とされます(22)。

ここでは、患者さんの医療者に対する意識を五つのタイプに分け、それぞれの群の患者さんが、どのような工夫をできるかについて考えてみます。

第一群　盲目的に追従する患者さん

第一群の患者さんは、医師は専門家であり、医師の言うことは常に正しいと信じ、医師の指示に従うことが大切と考えます。医師が「神のような存在」であることを期待しています。

医療の歴史の中で、原初の医師と病人はこのような関係性であったでしょうし、その時代が長く続いてきたものと思われます。現在では、この群の患者さんは多くはありませんが、高齢者や古くからのしきたりが強く残る地方では比較的多く見られるのではないでしょうか。

第一群の人は、医療の内容について自分が考えたり、調べたり、決断する際に困ったり迷うことはありません。病気になれば、お医者さんにお任せすることがベストと考えます。医師の判断がたとえ悪い結果になったとしても、しょうがないものと受けとめることもできます。病気を抱えたことによる身体的苦しみはありますが、医療者とは良好な信頼関係性を築いているため、ある意味で平穏な気持ちで過ごすことができます。

昔、「パパは何でも知っている」という人気のテレビ番組がありました。昭和二〇年代に米国で制作された連続コメディードラマで、わが国では一九五八年から放送されていたものであり、記憶に残っている人もいるかもしれません。NHKのホームページ上には、「世界サブカルチャー史　欲望の系譜」の作品情報として、同番組は次のように説明されています（一部、俳優名等は省略）。

アメリカの架空の町スプリングフィールドを舞台とし、そこに住む中流家庭アンダーソン一家の日常を描く人気シットコム。父ジムはゼネラル保険会社に勤めるサラリーマン。営業部長として活躍し、部下からも慕われている。マーガレットは主婦として夫を支え、子供たちの面倒をよく見る母である。それに、長女ベティ、長男バド、次女キャシーの家族は、いろいろな騒動も起こるが、パパは皆の意見を聞きながら解決していく。まさにアメリカが理想とする家族を描いた作品。日本でも1958年から放送され、アメリカ文化への憧れを掻き立てた。

米国が黄金時代であった頃のキラキラ輝く父親像が描かれたホームドラマです。パパは何でも知っていて、どんな問題が起きても解決してくれます。こんな父親がいれば最高という理想的家庭像が描かれています。

ドラマの原題は *Father knows best* です。第一群の人にとって、医師は何でも知っていて問題を解決してくれる人（Doctor knows best）であり、医師に対して、理想の父親、完全な人、神のような存在であることを求めているのです。

しかし、現実の世界では、医師は神でも万能者でもありません。特に、難病や慢性病（特に生活習慣病）は、完治することは難しく、医師の力だけで対処することはできません。むしろ、よい治療がないからこそ、難病となっているのです。

慢性病を抱えた患者さんは主体的であることが求められます。医療側が病気を治療することに万全ではないために慢性の病になっており、患者さんは自分自身で病気を抱えた上での生活に工夫をこらし、自分の活動を調整したり、行動を変えていくことが求められるのです。

もし、医師が研究成果を上げることや経営を最優先する人であれば、第一群の人は医療者を疑うことが少ないため、簡単にだまされてしまうでしょう。また、知識や技術のない医者や偽医者にお任せしてしまうため、残念な結果になってしまいます。

第二群　消極的な懐疑をもつ患者さん

第二群の患者さんは、医者に対して少し疑問を持ち始めています。しかし、医師の説明に疑問をもったとしても、「患者は医師に治してもらう立場にあり、医療者の指示に従うべき」との考えに支配されています。医師に対して、質問することや聞き返すこともできません。医師に嫌われることを恐れ、自分の考えや意見を医師に伝えることもできません。

医療におけるパターナリズム（父子のような上下の関係）をある程度は仕方ないと考え、医師に反抗したくても、しきれないという屈折した気持ちを持っています。医療機関の外では、家族や友人に医師や病院の悪口や文句を言っても、医師の前では黙ったままです。

もし、医師が患者さんのもつ価値観や人生を全く配慮しない、支配的で頑固親父のようなタイプであれば、患者さんは不本意なままで医療を受けることになります。

第一群と第二群の患者さんへのアドバイス

第一・第二群の人にとっての最善策は、そんなこと当たり前と思われるかもしれませんが、最初によい医師に出会うことです。そんな医師を選び、出会うためには、自分だけで判断しようとせず、周りの人から十分にアドバイスを得ることも必要でしょう。

自分が頼ることのできる限りの範囲で、周囲にいる人をフル活用してください。そして、できれば診察を受けるときにも大事な節目には一緒について行ってもらい、診察室にも同席してもらうことです。その人があなたに代わって言いたいことを言ってくれたり、聞きたいことを聞いてくれるかもしれません。

このような良医を探すために、社会全体として見れば、医療機関や医療者が自分たちの情報をインターネット上に開示するシステムが必要でしょうし、患者さん側からの医師や医療機関に対する評価が反映できるシステムの構築も望まれます。しかし、第一群と第二群の人にとっては、そのようなシステムに近づくこと自体が難しいかもしれません。インターネット上の情報を調べることが難しいと感じるなら、そのことも含めて家族や友人など周りの人に頼らなければなりません。

第一群や第二群の人に考えてもらいたいのは、患者と医師の関係性は時代とともに変化していることです。そして、近い将来、患者と医療者が対等に対話できる関係性になろうとしていることです。そのことが社会全体の常識になれば、第一群や第二群の人も自分で質問したり、自分の希望を伝えることが可能になるでしょう。そんな時に備えて、自分でも自分の意思を伝えられるように、普段から練習しておくことをおすすめしたいのです。

わたしが開催している公開講座「患者学」の第一番の目的は、上下関係などを気にせずに水平な関係性の対話を練習する場を提供することです[20][21]。周りの患者さんの発言などを聴き、自分も同じように真似ようとすることで、対話をすることが徐々にうまくなります。

テニスの教本でボールの打ち方をいくら学んでも、まともにボールを打つことはできませんが、何度も練習を繰り返すことにより、徐々にちゃんと打てるようになるのです。そんな練習の場が必要だと考えています。

第三群　積極的な懐疑をもつ患者さん

第三群の患者さんは、自分が疑問に思ったことや自分の意見を医師に対して伝えることができます。しかし、うまく伝えることができないため、医師と意見がぶつかり、対立することがたびたびおきます。医療を受ける時に、医師を信頼できなければ、患者さんは心理的にも孤独感を味わい、孤軍奮闘することになります。それは、患者さんの闘病生活で決して心地よい状況ではありません。

第三群の人に対して、医師がプロフェッショナルとしての大人の対応で接することができるなら、対立にはならず協働する関係をつくれるかもしれません。しかし、高度な知識と技術を自負するだけのプライドが高い医師であれば、患者さんの気持ちに十分な配慮をできずにぶつかることになり、対立の関係になります。患者さんと医療者の双方が不幸な状況になります。

患者さんは不満を抱えたまま医療を受け続けることになり、他の医療機関へと移動してドクターショッピングを繰り返したり、裁判などで争うことになるかもしれません。そうなってしまうと、病気を抱えながら、より一層大きな困難を抱えることになります。

がんの治療やワクチンは一切受けない、飲み薬もいやだと現代医療を徹底的に否定する人がいます。そのことは、患者さんにとっての一つの選択肢であり、当然の権利でもありますが、医療においていて、どんな状況下でもそれを貫き通すことは、賢明な選択であるとはわたしには思えません。それは、現代社会に暮らす中で、電気や交通機関も一切使わないと言っているのと同じようなことに感じられます。それでは人類の文明を全否定することにもつながります。

現代医療は確実に進歩し改善を続けています。病気の状態に応じて現代医療をうまく利用することが賢明な選択であると、わたしは考えます。それは、以下のような経験をしてきたからこそ自信を持って言えるのです。

C型肝炎に対して開発された二〇一一年以降の経口薬は、ほとんど副作用もなく、ほぼ一〇〇％近い確率で患者さんの肝炎ウイルスを排除することができます。そして、ウイルスが排除されれば、ある一定の年月を経て炎症や線維化なども治まり回復してきます。一九九〇年代に始まったインターフェロン治療で、低い治癒率と重い副作用で苦しんでいた患者さんのことを考えると、あれはいったいなんだったのだろうかと思われるほどの進歩をとげたのです。

肺にも転移した肝臓がんの患者さんに対して二〇〇九年に認可された分子標的薬（ソラフェニブ）を使用したところ、画像上がんが徐々に縮小し腫瘍マーカーも下がり、七年以上元気な状態で生活され、最終的に九年以上生存された患者さんがいました。

ここには、ほんの二つの例をあげただけですが、他にもこのような経験を数多くしてきました。わたしは、現代医療が一定の治療効果を上げていることに対して疑問をもっていません。だからこそ、患者さんにも是々非々で現代医学をうまく利用してもらいたいのです。

もちろん、現代医学でも治癒させることが難しいがんがまだまだ残っています。例えば、膵臓がんなどの治療の難しいがんであり、患者さんが手術を受けたくないという気持ちが強く、しっかりと自分で覚悟をした上で決断したのであれば、その決断を尊重したいと考えます。それであっても、もしその大きさが一〇㎜以内であれば、わたしはやはり手術を受けることをためらわずにすすめます。もちろん、無理強いはしませんが。

医療に対しての不信感が強いと、それを取り除くことは、医師からだけのアプローチでは難しいかもしれません。看護師など他の医療職種が間に入ることが有効な場合もあるでしょうし、同じ病を抱えた患者さんからの助言や療養の体験も参考になるでしょう。

社会としては、このような医師以外の人からも医療に関しての助言を得られるシステムをつくることが大切ではないかと考えます。その必要性を一般市民の方にも知ってもらいたいのです。

第三群の患者さんへのアドバイス

第三群の患者さんには、ぜひ、次にふれる第四群の患者さんの存在を知ってもらいたいと思います。そして、一歩を踏み出して、第四群に仲間入りしてほしいのです。

第四群の患者さんは、まだ人数は少ないかもしれませんが、確実に社会に存在しています。そのような人の体験談を聴くことができれば参考になるでしょう。そのためには、患者会や都道府県の難病センターなどで、ピアカウンセリングなどを受けるとよいでしょう。ピアとは同じ病気をもつ仲間のことをさします。仲間から助言を得るのがピアカウンセリングです。

また、患者さんにとって、看護師は一番身近な医療者です。外来や病棟で、気が合いそうで優しそうな看護師さんを見つけて、そっと相談してみてはどうでしょう。そんなところから医療者との協働関係を体験できればよいのではと思います。

公開講座「患者学」や「患者ごった煮会」は第三群の患者さんが医療者と対話できる練習の場として開催してきました。そんなところに参加してもらい、体験することも役立つのではないでしょうか。

第三群の患者さんの中から思いきって一歩を踏み出す人が出てくれれば、医療は一気に変わるだろうと、わたしは考えています。だからこそ、第三群の人への私の期待は大きいのです。

第四群　協働作業の関係性にある患者さん

第四群は、患者さんと医療者が対等の関係でお互いに意見を述べ合う対話をし、患者さんにとっての最適な医療を見つけ、双方の合意の下に診断や治療、療養を進めていく人です。わたしは、そんな医療が、医療の理想像ではないかと現在考えています。

このような患者さんと医療者の協働作業による医療については第六章で詳しく述べますが、「コンコーダンスの医療」と呼ばれます。その実現のためには、医療者と患者さんの双方の意識の変容が必要です。双方にとって共通の目標をもつことが協働する関係性をつくり、対等の立場で対話する医療を可能とします。そのことによって、患者さんにとっての最適の医療が実現できるのです。

後述するように、日本高血圧学会の高血圧治療ガイドライン（二〇一四年版）ではコンコーダンスの概念が採りあげられ推奨されています。このことが医療界におよぼす影響力は極めて大きいとわたしは期待しています。患者さんや市民の側にも、このコンコーダンスの医療の概念を理解し、その態度を身につけてもらいたいのです。

小・中学校など義務教育の中でこのような教育が行われることが望ましいと考えますが、実現するためにはまだ時間を要します。マスコミがもっと積極的に取り上げて、患者さんや一般市民に対してこのような考え方を知らせてくれればよいのですが、テレビ番組では娯楽ものや恐怖をあおるものが多く、教育番組として医療を取り上げる機会は少ないのが現状です。

コンコーダンスの医療や医療リテラシーの教育など、健康に関する市民教育、患者学を普及させることにわたしは今後、全力を注ぎたいと考えています。

第五群　医療者を育て、教育する患者さん

患者さんの中には、医療者と対話する中で、医師を積極的に変えよう、育てよう、教育しようとがんばっている人もいます。

「患者が医療者を教育するなんてとんでもないことだ」と考える人が多いかもしれませんが、医療が真の患者中心のものに変わっていくためには、このような患者さんの存在が不可欠です。医療は社会の基盤となる共有財産ですから、それをよりよいものに変えるため、充実させるためには、患者（市民）と医療者の協働作業が不可欠なのです。患者さんや市民にも医療者の教育に参加してもらうことが必要です。

患者会のネットワークの集会（VHO-net など）でも、患者さんの声を届けるための医学教育への参加は何度かテーマとして取り上げられてきました。患者の体験談を医学校や看護学校で話したり、模擬患者として実習に参加するなど、患者の声を届けようとする動きは活発化しています。

日常診療の中でも、すでに医療者を教育しようとする患者さんが出ています。『大学教授がガンになってわかったこと』[23]の著者山口仲美さんが、その一人です。山口さんは、がんになり医療を受ける過程で、拙著『患者の生き方』を読む機会があり[20][21]、医療者と接する上でとても参考になったと感謝され、著書をわたしの外来診察室宛に送ってくださいました。

山口さんの本には、ご自分の情報リテラシーを最大限にはたらかせた上で、医療者を変えるために色々な工夫をされたことが具体的に書かれています。これが、医療者を育て教育しようとする患者像です。山口さんにとって、このようなことが可能になったのは、教育者としての経験が大きいと思われます。このことについては第六章で詳しく述べます。

わたしは医療者を変えたり、教育できる患者さんが今後一層増えるだろうと考えています。なぜなら、会社や一般企業に勤務する人にも、リーダーシップ研修などでコーチングの手法を学んでいる人が沢山いるからです。ビジネスの場でコーチングを学んだ人が「医療とはどういうものか」、「医療の中における患者と医療者の関係性はどうあるべきか」を理解されたならば、患者となった時に、医療の現場で、医療者の教育者として活躍してくれるのではないかと期待しているのです。

第四群と第五群の患者さんへのお願い

第四群、第五群の患者さんに対する提案など、わたしにはありません。むしろ、ご自身の医療での体験を発言したり、ネット上で知らせるなど、広報してもらいたいのです。また、第三群の人に相談されたなら、ぜひ助言をしてほしいと思います。そのようにして、社会全体の医療が変わっていくのだと考えています。

第五群の人は、今後も医療の現場での反発や抵抗を経験されることと思いますが、それは時代を切り拓く人、イノベーターが経験する宿命だと甘受してください。イノベーターが道を切り拓くことにより、その後に続く人は歩みやすくなります。そして、後の人が続いてくれれば、医療現場での抵抗はぐっと少なくなり、その道が大道へとなっていくのです。

事前の意思表示をどのようにしておくべきか

老婦人Kさんの最期

コロナパンデミックの最中に、知り合いの老婦人、Kさんが脳出血のために亡くなられました。Kさんは一人暮らしでずっと元気に過ごされていましたが、九〇歳を超えた頃にコロナパンデミックがおとずれ、自宅から一歩も外出しなくなり、デイケアにも行くことができず、他の人と会う機会が極端に少なくなりました。それと同時に、認知症が急速に進み始めたのです。地域で在宅医療を提供する医療チームにつなぎましたが、認知症は進行し、深夜に友人に電話をかけて迷惑をかけたり、トイレに行こうとして転倒し起き上がれなかったりするなど、一人暮らしを続けることが難しくなってきました。結局、老人ホームに入ることになりましたが、長年親しくしていた人であり、本人や家族からの相談に応じていました。

ホームに入所後も、誤嚥性肺炎（コロナ感染ではない）で某総合病院に入院したり、膀胱炎による発熱を繰り返していました。「そんな状況になると、今後急変する可能性もあるので、面会時には毎回を一期一会の気持ちで大事にしてください」とご家族には伝えていました。

ある日、Kさんが嘔吐をして意識が朦朧となっているところをホームの職員に発見されました。発熱もあったため救急車が呼ばれました。

Kさんは、九〇歳を超える超高齢者であり、「わたしは人工呼吸器などに長期間つながれることは望みません」との意思表示をしていました。家族も、入所時に「ホームで呼吸が止まって発見されるなどの急変時には、無理に蘇生術をされなくて結構です」とホーム職員に伝えていました。そのため、ホーム職員は救急隊員が来た時、「人工呼吸器をつけるなどの救命措置は望んでいない人です」と伝えました。

それを聞いた隊員は、この人は救命救急措置を拒否している人であると受け取り、最も高度な救命救急を担う三次救急病院では受けてもらえないと考え、一般的な救命救急を担う二次救急以下の病院で搬送先を探しました。コロナ感染症者が多数出ている時期でもあり、どの救急病院も忙しくしており、搬送先を探すことに大変苦労しました。三時間以上をかけて探し、ようやくA病院に搬送されることになりました。

A病院では、まずコロナ感染のチェックが行われ、陰性であることが判明しましたが、その施設ではλ院させるためのベッドがありません。救急隊員は瞳孔の大きさに左右差が出てきていることに気付き、脳出血かもしれないと、家族に電話で伝えてきました。それで、家族からどうしたものかとの相談があったのです。

もし、瞳孔に左右差が出ているのなら、そのまま放置すると短時間で死に至ることになります。しかし、病状を十分に把握できていない状況です。わたしは「とりあえず三次救急の病院で病状をしっかり把握してもらいたいとお願いしたほうがよいのでは」と助言しました。

幸い、三次救急のS病院に受け入れてもらうことになり、そこで行われたCTスキャンでは、右脳前頭部に約四分の一におよぶ脳出血が発見されました。S病院の脳外科医師は「救命しようとするなら開頭手術をすることになるけれども、高齢でもありそれなりの危険性を伴います。また、術後にどれくらい脳の機能が戻るかは解りません」と家族に伝えました。

ご家族は、「患者本人もそんな状況であれば手術などの治療を受けることを望んではいなかったので、手術するのではなく保存的な治療でみてください」と医師に伝えました。医師はその希望を受け入れ、保存的治療を行い、翌日に息を引き取られることになりました。

事前意思表示が抱える問題

このエピソードには、事前の意思表示に関して考えておくべきいくつかの問題点が示されています。本人の意思がうまく伝わるのかどうか、患者さんの意思が介護者や救急隊を含む医療者にどのように伝わっていくのか、ご家族が死を受け容れるにあたっての気持ちの問題、などについて考えさせられます。

老人ホームの職員は、「ホームで心臓と呼吸が止まって発見された時に、無理に救命措置はしなくてもよい」と聞き、この人は救急救命措置を望まない人と理解しました。しかし、それは心肺停止で発見された時にはしなくてもよいという話であって、どのような状況でも望まないという意思表示ではなかったのです。

救急隊隊員はホーム職員の話から、「この人は救命救急措置を拒否している人」と受け取りました。そのため、三次救命救急センターに搬送することはできないと考え、二次以下の救急病院で搬送先を探しました。しかし、長期にわたる人工呼吸器による治療は望まないという患者さんの意思表示は、必ずしも三次救命救急を受けたくないということを意味しません。

このように考えると、患者さんが自分の意思表示をしても、伝言ゲームのように伝わるたびに少しずつ内容がずれてしまうことが分かります。意思の伝達がうまくいかないために、本人やその家族が望んでいる医療を受けられないとしたら、患者さん本人も悔しいと思うでしょうし、その家族もあとで悔やむことになります。

運ばれた三次救急病院の脳外科医師が本人および家族の意思を尊重する人であったことが幸いでした。救命救急を担当する医師によっては、搬送された患者さんに対して、できる限り最大限の治療を行わなければならないと考える場合もあるでしょう。そんな時、救急医は「救命センターに来たのに、あなたは患者さんのいのちを見捨てようとするのですか」と家族に迫るかもしれません。このあたりの対応の仕方は、時代や地域、担当する医師によっても異なります。したがって、患者さんの意思を生かすことは、実際にはとても難しいのです。

こんな状況がおきることに備えて、日頃から家族内でよく話し合い、事前に意思表示をしておこうというのがアドバンス・ケア・プラニング（ＡＣＰ）です。わが国では「人生会議」とも呼ばれています。患者さんが重篤になった時に備えて、本人とその家族（場合によっては友人）が、どういう医療を受けたいのかをよく話し合っておくのです。それは、ある程度は具体的に話し合っておくことが望ましいのです。

例えば、「わたしは人工呼吸器なんか付けてほしくない」と漠然と言っていても、それをどのような状況で想定しているのかが明らかではありません。細菌性肺炎になって、血中酸素濃度が低くなった時、人工呼吸器をつけて急場をしのぎつつ、投薬した抗菌薬が効果を発揮すれば、肺炎を起こす前と同じ状態に戻ることは可能かもしれません。転倒などで頭を打撲し意識状態が悪くなり呼吸が浅くなった場合でも、原因が急性硬膜外血腫などであれば、人工呼吸器をつけた上で緊急手術をうけることによって、完治することもあります。

最近は、胃瘻《いろう》から栄養補給することが悪者あつかいされ「胃瘻を付けない」と宣言する人もいます。しかし、胃瘻をつくることで、それ以降一切口からの摂食ができなくなるわけではありません。口から食べられない時に、一時的に胃瘻から栄養補給し、元気が回復すれば、経口からの摂食を開始し最終的に胃瘻をふさぐことも可能なのです。

このように、医療はケース・バイ・ケースで選択肢が異なってきます。それらを考えた上での対処が必要なのです。どのようなケースになれば、どういう選択をしたいのかを事前に話し合うことが必要となりますが、どのようなケースというのが無限の組み合わせとして存在します。人工呼吸器が一生はずせなくなる状況が生じるかもしれないなど、ある治療をすればどのような結果になるのかを確率的に考えて、決断しなければならないという難しさもあるのです。

人生会議をする時に、もう一つ留意しておいてほしいのは、「人のいのちは、その人だけのものではない」ことです。あなたのいのちは、家族や友人にとっても大切なものなのです。そのことを前提に、話し合ってほしいと思います。

本人、および本人が意思表示をできない時に代弁者となる人（家族）は、その内容をうまく医療提供側に伝えることが大切になります。Kさんの例でも分かるように、相手によって意志表示の受け取り方が異なってしまいます。その時、もし本人の望まない方向に進もうとしていれば、軌道修正するために発言する勇気と交渉力も必要とされるのです。

「助けてください」と普通に言い合える社会を

電車などの優先席について

ある日の公開講座「患者学」では、電車などの公共交通機関での優先席について話し合いました。その三年ほど前、わたしは左足首（腓骨下端）を骨折し、松葉杖をつきながら電車通勤した経験がありました。その時に乗った電車では、スマホをのぞきこみゲームやメールに夢中になっている人、爆睡している人、化粧をしている人など、自分にばかり気が向いており、周辺の人に注意を向ける人は少ないことを感じていました。

優先席には、若者も含めて健康そうな人が座っており、障害者に座席を譲ろうとする人はほとんどいません。自分の座っている座席が障害者優先席であることの意識さえないのでしょうか。障害者は悔しい思いをしているのではなどと考えながら観察していました。

心臓や肺臓、腎臓など内臓の病気で障害をもつ患者さんは内部障害者と呼ばれます。外見上は健常者と違いがないため、障害者と気づいてもらえることは少なく、内部障害者に座席を譲ろうとする人はほとんどいません。そこで、内部障害者であることを知らせるために、東京都では二〇一二年に「ヘルプマーク」を作り、都営バスや地下鉄から始まり、都立病院などでヘルプマークの表示が広がりました。その後、横浜市や札幌市なども同じマークを採用し、現在では全国に広がりを見せてきました。

「助けて」の声をあげる勇気

ヘルプマークや内部障害が認知されることになれば席が譲られるのかというと、それほど簡単な話ではありません。外見上明らかな、腰の曲がったお年寄りや杖をついている人でさえも、席を譲ってもらうことができません。酸素補給のための鼻カニュラをつけて電車に乗っていても、声をかけられることがほとんどないという話も聞きました。

優先席と指定されていても優先されないのであれば、優先席をもっと目立たせるとか、優先席ではなく専用席にするなどの工夫が必要ではないかという意見もありました。

電車やバスの優先席と同様に、駐車場の優先スペースも一般人の利用のために障害者が使えない状況もあるようです。米国では、健常者が障害者スペースに駐車すると高額の罰金が科せられる州もあります。このように法律で取り締まることが望ましいとは、わたしは考えていませんが、障害者が利用できるようにするためには何らかの工夫が必要かもしれません。

一方で、内部障害をもつ患者Tさんは、「席を譲ってください」と声さえ出せば、必ず誰かが譲ってくれると証言しました。全ての人が優先席を譲ろうとはしなくても、少なくとも誰かが譲ってくれるというのです。そんな声を上げる勇気を障害者がもつことも必要なのかもしれません。そのことによって、助けを必要とする人が声をあげられる文化を創ればよいのです。

ドイツの街角で経験した親切

ドイツで開催された研究会に参加するために一人旅をしていた時、駅の構内で案内板を見上げていると、誰かが声をかけてくれる経験を何度もしました。この地の人は、なぜ、こんなに親切なのかと驚かされました。それが文化というものなのでしょう。

この経験をして以来、わたしは日本でも駅や病院内や街角で困っていそうな外国人を見ると、できるだけ声をかけるよう心がけています。当初は、"May I help you?" と声をかけることを気恥ずかしく感じていましたが、声をかけてみれば何らかの形で役には立つことができ、相手に喜ばれます。相手に喜んでもらえると、こちらもうれしくなり、また、次の機会にやろうという気持ちになります。今では、困っている人を見れば自然に声かけができるようになりました。

コロナパンデミックの後、日本を訪れる外国人へのインタビューなどが YouTube などで流されているのを見ると、日本人はとても優しく親切だと言われています。リップサービスで言っているのかもしれませんが、そんな雰囲気がわが国で感じられているのならうれしいことです。

愛のホルモン・オキシトシンで社会を満たす

オキシトシンというホルモンが、「愛のホルモン」として注目されています。オキシトシンは、子宮収縮や乳汁分泌に関係するホルモンとして発見されましたが、近年の研究によると、他人に親切にすること、親切にされることで血中濃度が高くなるそうです。そして、オキシトシンは相互の信頼関係を高める作用をもつというのです[24]。

子供が産道を通過する時、授乳する時に、オキシトシンが分泌され母親の血中濃度が高まります。オキシトシンにより母親の子供に対する愛情が深まることは合目的的に理解できます。ヒトは、このような愛情ホルモンを生まれながらに持つ動物であり、他人に親切にすることと親切にされること、相手を助けること・助けられることによって、幸福感が得られるのです。

オキシトシン濃度が高いと、免疫力も高まります。患者会などのリーダーとして会の世話をしている方が病気を抱えていながらも元気でいられるのは、患者会の世話をすることにより血液中にオキシトシンがあふれているからではないかとわたしは思っています。

「自立とは多くの人に依存することである」

安冨歩氏は『生きる技法[25]』の中で、次のように述べています。

自立とは、多くの人に依存することである
依存する相手が増えるとき、人はより自立する
依存する相手が減るとき、人はより従属する
従属とは依存できないことだ
助けて下さいと言えたとき、あなたは自立している

患者会などの集まりで、この言葉を紹介すると、多くの患者さんから喜ばれました。自立支援といって、誰にも頼らず一人だけで生きることが正しいかのような空気や圧力を患者さんは社会から感じ、肩身が狭い思いをし、遠慮しながら生きているのです。

しかし、人間は一人きりで生きられる動物ではありません。多くの人に支えられて初めて人間らしく生きられます。オキシトシンが分泌されるための遺伝子がヒトの中に組み込まれており、ケアする側も、される側も、ケアによって幸せを感じられるのです。人間は人間であるからこそお互いにケアをし、そのことが喜びにつながるのです。

スピリチュアルケアの師であるウァルデマール・キッペス神父は『スピリチュアルケア[26]』の中で、次のように述べています。

お世話になること——ケアの受容
人間は人間である以上お世話になる存在であり、お世話になるのは当然である。人間は一人では生きていられず、人間は相互にお世話にならざるをえない存在である。母の胎内に宿ったときから母に、誕生する以前は社会（保健・医療界）に、誕生してからは家族、幼児期には近所の子供たちに、成長するにしたがい学校や社会のお世話になるのは人間の置かれた状況である。したがって、お世話になることは病気になっているためではなく、人間であるからだ。

お世話をすること——ケアの提供
お世話をすることは人間同士としてのありようである。人間の存在は、他力によるものであり、自他は一人では生きていられない。人が生きるためには他力（自然、超自然、他者、社会）によらなければならないと同じように、だれもが他者の手助けを必要とする存在である。（中略）「お世話になること」および「お世話をすること」は共に、病気に関係なく人間として生きるために必要不可欠な要素である。

ケアすることとケアされることが最も人間的な行為であると説いているのです。そうであれば、助けを必要とするときに「助けてください」ということを恥ずかしく思う必要はありません。むしろ、助けてくださいということによって、周りの人とつながり、お互いに幸せを分かち合える存在になるのです。それが人間の生き方であるということをキッペス神父の言葉に気づかせてもらえます。

障害をもつ人も普通に暮らせる社会を

障害者が引け目を感じながら生きている社会は決して幸せな社会ではありません。現代社会は、効率と能率を重んじ、生産性によって人の価値を決めてしまい、「生産性のない人間は生きている価値はない」などと発言する政治家がいるのです。

しかし、現在の社会は、分配さえ適正にできていれば、少なくとも衣食住に関して心配することなく全員が生きていくことが可能です。能率や効率を追求し、生産性を上げて経済成長を達成することだけを善とする時代は終焉を迎えているのです。障害をもつ人が普通に暮らせる社会を創ることにより、障害をもたない人も安心して生きることができるのです。

公開講座では、「ヘルプマークを与えるための基準が必要だ」という患者さんもいました。しかし、わたしは、障害のあるなしにかかわらず、助けを必要とする人であれば助けられ、助ける人と助けられる人がお互いに楽しめる社会になればよいのではないかと考えます。そうであれば、助けてほしいと思う人はどんな人もヘルプマークを付ければよいのです。

助けが必要な時に「助けてください」と声をあげてみましょう。そのことが、周りを幸せにし、未来に向けた幸せな社会の創造への第一歩になるのです。

医療におけるスピリチュアルケア

スピリチュアルケアとは

スピリチュアルケアという言葉を聞いたことがあるでしょうか。聞いたことがあっても、一体何をやっているのかよく解らない、という人も多いのではないかと思います。なにか、怪しげなもの、胡散臭いものと感じる人もいるかもしれません。

わが国の医療には、欧米諸国に比べてかなり遅れて、スピリチュアルケアが入ってきました。キッペス神父は日本の医療にスピリチュアルケアが存在しないことに危機感をもち、一九九九年に『スピリチュアルケア』[26]を出版しました。

その後、わが国でも、ホスピスなどの緩和ケア（終末期の医療）の領域でスピリチュアルケアに対する関心が徐々に高まってきましたが、医療全体を見わたせば、まだスピリチュアルケアの理解が進んでいるとはいえないのが現状です。

ＷＨＯ（世界保健機関）からの出版物『がんの痛みからの解放とパリアティブ・ケア』（一九九〇年）では、スピリチュアルとスピリチュアルケアについて、以下のように説明されています。[27][28]

スピリチュアルとは、人間として生きることに関連した経験的一側面であり、身体感覚的な現象を超越した体験を表す言葉である。多くの人々にとって、生きていることがもつスピリチュアルな側面には宗教的因子が含まれているが、スピリチュアルは宗教的と同じ意味ではない。スピリチュアルな因子は、身体、心理、社会的因子を包含した人間の「生」の全体像を構成する一因子と見ることができ、生きている意味や目的についての関心や懸念と関わっていることが多い。とくに人生の終末に近づいた人にとって、自らを許すこと、他の人々との和解、価値の確認などと関連していることが多い。

スピリチュアルケアでは、患者は、霊的な面での体験を尊重され、その話に耳を傾けて聞いてもらえることを期待する権利をもつ。このような体験について話したり、内容が理解され、感想を聞けたりすることが、多くの場合心の癒しにつながる。患者とケア担当者が尊敬し信頼し合う関係にあれば、話を分かち合え、生きていることの意味や苦悩の目的、さらには宗教儀式への参加についてさえ話を交わせる場が生まれる。霊的な面まで包含したケアにおける人間関係は、心の癒しを促す力がある。次の２つの点を心に留めておかなければならない。１．患者の信仰を尊重することが不可欠であるが、ケアの担当者は患者の信仰やそれに伴う慣習を尊重しようとして、患者の考え方にまで同調する必要はない。無信仰の場合には、誠実感や幸福感に寄与することで役割が果たせる。2．この領域での支援や治療には、どの宗派にも偏することなく独断もない方針でのぞみ、患者自身の世界観を保持させる。人目を避けて密やかに、あるいは公開の場で、霊的あるいは宗教的活動をしたいと希望する患者には、それを許さなければならないが、ときにはプライバシーの保持（人目を避ける）が必要であり、また霊的助言者に会わせる必要が生じることもある。

この翻訳版では、spiritual が「霊的」と訳されている箇所がありますが、現在では霊的という表現は少なくなり、「スピリチュアル」とカタカナで表記されることが多くなっています。

スピリチュアルケアは、がん末期などの患者さんに見られる「生きている意味や目的についての関心や懸念に関わる問題」に対するケアと書かれていますが、スピリチュアルケアは必ずしもがん末期の患者さんだけに対してのものではありません。突然の事故のため救急車で運ばれた患者さんやその家族、難病や進行性の慢性病に悩まされている患者さんも、スピリチュアルな苦悩を抱えているのです。

スピリチュアルな苦悩とは、「なんでこんな病気になってしまったのか」、「死んでしまうとどうなってしまうのか」、「自分には生きている意味などあるのだろうか」、「自分の人生は一体何だったのか」、「あの人と和解したい」などの、いのちの根源的な苦悩をさします。実存的苦悩という言葉が、ほぼ同義語として使われています。

生死に関わる大きな危機、人生の危機である事件に遭遇した時などにスピリチュアルな苦悩は表れます。その苦悩に対処しようとするのがスピリチュアルケアなのです。

誰がスピリチュアルケアを担うのか

それでは、医療においてスピリチュアルケア（以下ＳＣと略す）を担っているのはどんな人なのでしょうか。欧米では、古くからチャプレンと呼ばれる聖職者がそのケアを担ってきました。聖職者は、臨床パストラル教育と呼ばれる特別の訓練を受けて、チャプレンになることができます。

ドイツの憲法では、公的な病院にチャプレンやＳＣを行う場所を確保することが義務づけられています。そのため、宗教系の病院だけでなく公的病院でもＳＣは提供されています。

キッペス神父に導かれてドイツを中心とするホスピス見学の研修旅行に参加した時、訪問施設には、市立病院、軍病院、大学病院、一戸建てのホスピス、小児ホスピスと様々な形態の医療施設が含まれていました。それぞれの施設には礼拝する場所やＳＣをするための部屋があり、ケアを手助けするボランティア組織もありました。

このような状況を見学したため、わたしはＳＣはチャプレンが中心になって行うものだと考えていましたが、予想に反する研究結果が二〇〇八年に報告されています。それは、米国ノースカロライナ大学のハンソン氏らによる研究であり、患者や介護する家族を対象に、SCの提供者について調査したものです[29]。

ケアを受けた一〇三人を対象として調査され、ケアの提供者は二三七人でした。ケア提供者の中で、家族や友人が四一・二%を占め、次に医療者が二八・八%であり、聖職者が一六・六%、神やハイヤーパワーは六・六%、その他が六・六%だったのです（図4）[29]。

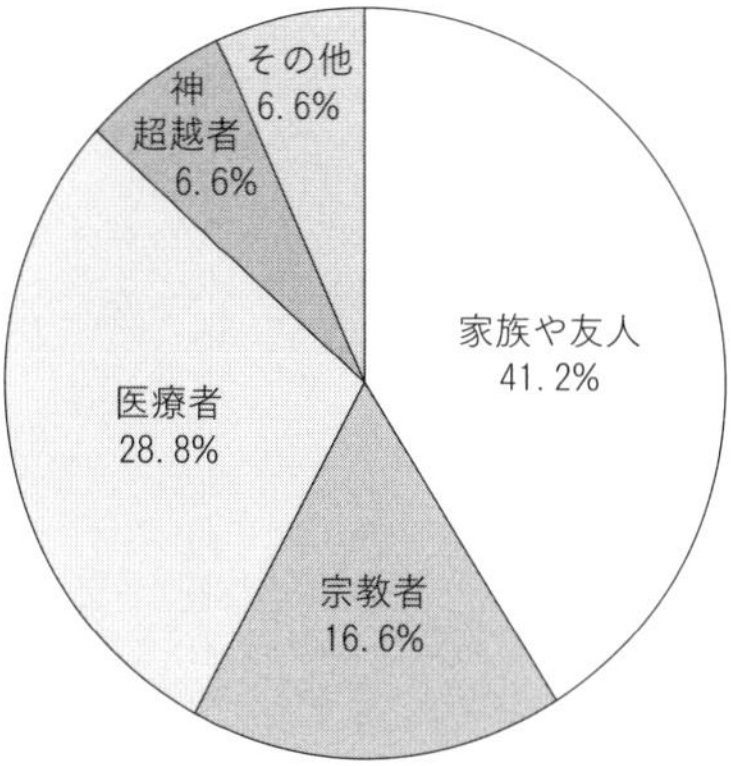

図4　医療現場でスピリチュアルケアは誰が担っているのか（米国での調査より。出典：Hanson LC, et al. Providers and types of spiritual care during serious illness. *J Palliat Med*. 2008; 11（6）: 907-914.）

米国はSCに関しての制度、施設、教育などが世界的に見ても最も進んだ国の一つです。その米国でさえ、このような結果だったのです。今後SCを本格的に導入しようとしているわが国では、チャプレンによるSCの歴史や文化をもっていないため、家族や友人、医療者の役割がより大きいものになることが想像されます。

SCの提供者二三七名の調査では、「一日に一回以上の訪問する人」が四九・五%であり、「少なくとも一週間に一度以上訪問する人」の三四・四%と合計すると全体の八五％でした。患者さんに身近な存在、頻繁に会える人、関係性のある人がケアの提供者になりやすいのです。

わが国でのＳＣの提供者も、家族や友人など、すでに関係性をもっていた人、そして、医療者、中でも医療機関で患者に身近な存在の看護師、が多くなるものと考えられます。外来に通院している難病や慢性病の患者さんでは、家族や友人、患者会での仲間などの役割も大きくなるのではないでしょうか。

スピリチュアルケアの教育はどのように行われるのか

しかし、家族や友人がいきなりＳＣをやれといわれたとしても、そんなものを習ったこともないし、できないと考える人も多いことでしょう。

欧米では、聖職者が、臨床パストラル教育コースを終了し、認定を受けてチャプレンとなります。わが国でも、近年、それに倣って臨床宗教師や臨床スピリチュアルケア師などの認定制度が作られ、そのためのプログラムが準備されています。

上智大学グリーフケア研究所には、一般市民をも対象にする、傾聴のための人材養成講座が設置されています。二〇一一年より大阪で始まり、二〇一四年から東京も加わって、現在、二箇所で開設されています。わたしは二〇二〇年から東京での養成講座の演習をお手伝いしています。

グリーフケアのための傾聴を学ぶコースですが、広い意味ではSCを学ぶ場です。

この講座の受講者には、聖職者や医療職もいますが、学校の教師、会社でのカウンセラー、一般企業の会社員、定年退職した会社員、主婦なども含まれ、構成が多様なことが一つの特徴です。参加者の年齢も三〇歳〜七〇歳代までいて、どのような人に対しても開かれている、SCを学ぶためのコースなのです。多様な人々で構成されたグループの中で学びあえることが、ここの教育の特徴だと言えるでしょう。

聖職者や医療者でない人には、臨床スピリチュアルケア師と認定されるコースがあります。スピリチュアルケアを学ぶ場は他にも開かれており、このような教育を受けた方が友人や家族としてSCだけでなく、医療機関に入ってボランティア活動ができれば、わが国のSCの裾野が大きく広がるでしょう。

友人や家族によるスピリチュアルケア

友人や家族によるSCは、必ずしも前述したようなコースで特別に学ぶ必要はないだろうとわたしは考えています。ハンソン氏らの調査におけるケア者としての家族や友人も、SCのための教育プログラムなどを受講した人ではなく、家族や友人という関係性の中で傾聴が行われたのです。ケアされた側は、結果的に、その傾聴をSCされたと受けとめたのです。

プロフェッショナルとしてのSCの提供には、一定の資格が必要ですが、家族や友人によるケアでは、必ずしも資格は必要ないでしょう。なぜなら、すでに個人的に特別な関係性が創られている人が、苦悩する人に寄り添うかたちで行われるケアだからです。

スピリチュアルな苦悩を抱える人は、この人になら話してもよい、話してみたいと考えて、判断した上で話す相手を選びます。苦悩を打ち明けられた時点で、その人はケアする人として選ばれた存在であり、ケアをする資格を得ているのです。そして、そのような関係性の中で対話する間に、打ち明ける内容の深さは測られるのです。

友人や家族として苦悩を打ち明けられた時、躊躇したり逃げたりしないで、苦悩をしずかに聴き、それを共有してください。ただし、自分の側で、その準備ができていないと感じるのなら、無理に応対しなくてもよいのです。自分ではなくしかるべき人に、相談してもらえばよいのです。

SCをする時には、苦悩する人の傍らで共に時間をもつ存在になることが最も大切です。この人に何を話してあげればよいか、どう答えたらよいかわからないからという理由で、家族や友人も重篤な病気をもった人から遠ざかりがちになってしまいますが、そのことが患者さんを一層孤独にしてしまうのです。

SCは、ケアする側が相手に積極的に何かを教えてあげるのではなく、その人が人生を振り返り、その人の望みを見つけるために聴くのです。そして、聴いたことに対して自分が感じたことを話すことも、癒しにつながります。

患者とケア担当者が尊敬し信頼し合う関係にあれば、話を分かち合え、生きていることの意味や苦悩の目的、さらには宗教儀式への参加についてさえ話を交わせる場が生まれる。霊的な面まで包含したケアにおける人間関係は、心の癒しを促す力がある。(28)

SCでは傾聴が大切と言われても、聴いているだけで本当に何か役立つのだろうかと疑問に思われるかもしれません。そして、相手が話している時間に、「自分が話す番になれば何を言おうか」、「何かを教えてあげなければ」などと、自分が話すことにばかりに気が向いて、相手の話を聴くことに集中できない人も多いのです。

また、一緒にいる時に、相手がだまって考え込んだりすると、「沈黙はまずい」とあわててしまい、こちらから別の話題をふろうとすることがありますが、話している人にとっては、その沈黙の時間にも意味があります。そう考えて、沈黙の時間を共有してください。沈黙の時間は話し手にとって、自分の問題を考えるための大切な時間なのです。ですから、相手が口を開くまで待ち、沈黙の時間を耐えること、沈黙の時間を共有することが大切なのです。

話し手は、自分の問題を一人きりで考えることは辛いかもしれないし、そのためには気力や集中力を必要とします。しかし、そばで聴いてくれる人がいることで、考える時間をもつことができ、話を共有することができれば、話し手はさらに考え続けることが可能になるのです。

もっとも、話し手が体力的に疲れてしまい、それ以上自分の問題に向き合えなくなったのであれば、その対話はいったん終了とするほうがよいでしょう。その時には、例えば、「一週間後にまた来ますね。その時に聴かせてください」などと次に会う日を約束した上で別れると、次に会うまでの期間がその人にとってゆっくりと考えることのできる大切な時間になります。

傾聴する際の沈黙の意味を理解することにより、傾聴がよりよいものになり、実りあるものになると思います。あとは、その場その場で自分で工夫すればよいのです。

傾聴することの意味と目標について

それでは、次に、傾聴する意味や目標について考えてみたいと思います。

①信頼関係をつくる

ケアをする際に、傾聴することの第一番目の目標は、相手との間に信頼関係をつくることです。

「この人ならわたしの話を聴いてもらえる、わたしに関心を持っていてくれる」と感じてもらえることが大切です。

相手の信用を得るためにと、こちらが饒舌になる必要はなく、むしろ相手の話を真剣に聴くことにより、この人はわたしの味方であるという信頼を得ることができるのです。相手がどんな苦しみを抱えてきたのか、何を不安に思っているのか、何が辛いのか、どうしたいのかなど、相手が話す内容に耳を傾けます。

傾聴している間、話し手の話題や気持ちを否定することは極力避けます。例えば「わたしが死んだ後には……」と言われても、「そんな縁起でもないことを言わないで、元気出すのよ」などと返すのではなく、話し手が話したいと思うことを遮らないことです。

傾聴のトレーニングを受けたという人で、相手の言ったことを繰り返すことを多用する人がいます。しかし、繰り返すだけならロボットでもできることであり、繰り返しを続けているだけの対話は不自然なものになります。患者さんも、この応答法を知っているので、「あ、この人は傾聴モードでやっている」と形ばかりの傾聴を冷めた目でみているのです。

傾聴する時に、オウム返しにする、こんな質問にはこう答える、こんなふうに話をすればよいなどと、傾聴をテクニックやスキル（技術）の問題ととらえて、マニュアル化を期待してはいけません。オウム返しは多用するのではなく、自分がどう返答してよいのかわからず困った時のために、繰り返しをとっておいてもよいのです。

返事は「はい」、「そう」、「そうですか」、「そうなんですね」、「へー」、「ふーん」などの簡単な言葉を返したり、うなずくだけでもよいのです。その場の雰囲気に応じて自然に返し、「あなたの言ったことを聴きました。それで、その後は？」というサインを送り返せばよいのです。

聞き取りにくかった言葉は聞き直してよいのです。分からないままに話を聴いているよりは、むしろ聞き直したほうがよいでしょう。

「辛かったでしょうね」、「そんなに痛むのですね」など相手の感覚や感情に思いをはせながら返事してもよいのですが、誉めることや讃えることを主目標にはしないでください。

「ああ、それは○○ですね」、「わかる、わかる」、「そんなこと、よくありますね」、「ああ、わたしもそうだったわよ」などの返答は、「あなたの話はよくあることで、わたしはよく理解できています、共感しています」と言わんばかりの表現であり、むしろ避けたほうがよいのです。それは、相手の話す内容を類型化し、分類・比較することになり、相手の話を真剣に聴けなくなってしまいます。

ケアする側が「あなたの話に共感しました」などと言うことも避けるべきことです。共感という言葉は、話し手が共感して聴いてもらえたと感じた時に使われる言葉であり、聴き手が使うべき言葉ではないからです。話し手の気持ちを全く同じように感じることができない、それでも、相手の思いを少しでも感じたい、理解したいと願いながら聴くのが、共感的な態度です。それぞれの個人は生まれ育った環境や過去の体験など、その人に固有の事情があり、同じことが起きても個人によって湧き上がる感情は違うのです。

以前、来日されたドイツの精神科医師のロルフ・ヴェレス教授は、他人に共感することはできないと理解し、共感しようとすることを共鳴（resonance）と表現することを提案していました(30)。彼はピアニストでもあり、このような表現をとられたのだと思います。異なる楽器で同じ音を出そうとしても全く同じ音は出ませんが、共鳴させることはできます。共感的な傾聴とは、話し手と聴き手のこころがお互いに響き合い、共鳴する関係になることだとヴェレス教授は解説していました。

聴き手が共感しようとすることは、話し手に全面的に同調することではありません。ケア者であるMさんは共感的に聴かなければいけないという意識が強く、「そうね」、「そうね」と返事を繰り返していました。そして、本当はそのように感じていないのに、「そうね」と答えている自分に嫌気がさしてくるとこぼしました。

聴き手の返事の「そうね」が本気でなければ、話し手にはそのことがすぐに伝わります。そうなれば、よい傾聴にはなりません。相手の感情に同調することが必ずしもよい傾聴ではありません。相手の感情を否定することなく、そのまま受けとめることが大切なのです。

「そうね」ではなく「そうなんですね」という返事のほうがよいのではと、わたしはアドバイスしました。「そうね」は、「そうね、わたしもそう思うわ」の短縮であり、相手に同調する返答です。本当はそう思っていないのに同意するふりをすることは嘘になります。一方で、「そうなんですね」は「あなたの気持ちは、今そうなんですね」を意味する返事であり、相手を肯定するだけでこちらの感情は伝えていない返事になります。

地域によって、「そうなんですね」に相当する言葉は異なるでしょう。「あなたの気持ちは」を主語として対応する言葉の中から、土地に合うふさわしい言葉を使えばよいのです。

例えば、共通の思い出を話している時、話し手がどう感じていたかを話したなら、そのことは否定しないまま、傾聴したことでわたしはどう感じたのか、どう感じていたのかなどを話します。話し手は、聴き手がどう感じていたかを知ることで、自分の物語を再構築することが可能になるのです。

患者は、霊的な面での体験を尊重され、その話に耳を傾けて聞いてもらえることを期待する権利をもつ。このような体験について話したり、内容が理解され、感想を聞けたりすることが、多くの場合心の癒しにつながる。[28]

近年、医療職者の間では、相手の苦悩を分類して聴く傾聴法が受け容れられています。「自律性の喪失」、「時間の継続性の断絶」、「関係性の消失」の中のどれで悩んでいるのかに分類しようとするのです。これは苦悩を分類し類型化しようとする試みであり、今までの医療者の教育とうまくマッチするのでしょうが、わたしは、この傾聴のやり方がよいものとは考えていません。三つの分類について、キッペス神父は、「全てが関係性の問題」であると述べていました。対話が終わった後に、話を振り返りながら、苦しみを分類しながら考えるのであればよいのかもしれませんが、対話中に分類しようとすると、それは相手の魂に響かない聴き方になることを危惧します。苦悩を類型化して分類することで相手のことを理解できたと考えて、それ以降は聴く耳を閉ざしてしまう危険性があるのです。

この人は何に苦しみ、何を希望しているのかに焦点をあて、聴くことに専念するのがＳＣの本質ではないかと考えます。そして、そのことによって、傾聴する人と傾聴される人の間に信頼関係が生まれるのです。

この信頼関係をつくることがＳＣの第一関門ですが、家族や友人、あるいは医療職でスピリチュアルな苦悩を打ち明けられた人は、この関門をすでに突破しているのです。

②価値観の再構築に同伴する

傾聴の第二番目の目標は、相手の価値観が書き換えられる（再構築される）ことを支援することです。

話し手は今までの価値観ではうまくいかないという危機的な状況にいます。危機に直面し、生きていくことを難しく感じ、それまで持っていた価値観が揺さぶられています。話し手が聴き手と対話し過去を振り返る中で、新しい価値観を構築できるようにと同伴するのです。

話し手が、自分の人生の中で何を大切にしてきたか、何を大切だと感じたかを見つめ直し、現在、どのような状況下にあるかを把握し、その状況にあることを前提に、今何をできるのかを思考し、活動していく作業に同伴します。ここでは、あくまでも話し手が主役であり、聴き手の価値観や期待を押しつけてはいけません。

危機的状況に直面し、その人がどのような感覚や感情をもち、どのように思考しているのかを傾聴することで、その人が心の底から望んでいること（願い、本心）、人生をかけた望み（魂願）を探求することに同伴するのです[31]。その人は危機に直面するまで、自分の願いに気がついていなかったのかもしれません。傾聴されながら話す中で、自分の願いに気づくチャンスが生まれます。今までは、〇〇を大切にしてきたけれど、何を捨てられるのか、本心からはなにを希望しているのか、話し手自身が自分の価値観を見直し、組み立て直すことに同伴します。

自分の願いを見つけようと話し始めた時、その人は一歩前に進む準備ができていますが、その作業を一人で継続することは困難です。傾聴者（同伴者）の存在によって、その作業を続けることが可能になるのです。

危機に遭遇するまでは、生育してきた環境や周りの人からの影響が大きく、「こうあらねばならない」、「こうすべきである」などの考えにとらわれていたために、本心ではないことを続けてきたのかもしれません[31]。そんな状況では生きがいを感じることはできません。

危機がきっかけとなり、その人の本心を見つけられる機会が生まれるのです。

過去の思い出を話している間に、自分の人生を肯定的にとらえ直すことも可能になります。過去に仲違いした人やいがみ合った人との和解が起きることもあります。また、過去の話をすることがきっかけで、仲違いになっていた人と実際に会うことが可能となり、双方からの和解が実現することもあるのです。

③新しい価値観のもと、願いの実現に向けて活動する

その人の本心や願いを見つけることができたなら、第三番目の目標に向かいます。それは願いの実現のために、何をできるのかを一緒に考えることです。

エリカ・シューハルトの「魂のらせん階段」では、第一ステージから第五ステージまでは過去に目が向かっており、「なぜ?」と原因や意味を求めています[32][33]。そして、第六ステージの「受容（甘受）」を経て、第七ステージ「活動」から第八ステージ「連帯」に至ると描かれています。

このエリカ・シューハルトのらせん階段と受容に関しては、第五章で詳しく述べますが、第七ステージになると、傾聴の目標が変わり、どのように活動するのかが焦点になります。そして、活動をしていく中で周囲の人とつながりをもつことになり、第八ステージの社会との連帯に進む

ことが可能となるのです。

ピアサポート、仲間同士による支えあい

患者会の活動

病気を抱えた時、医療者や家族や友人に匹敵するほどに重要な役割を果たすことのできる人として、同病者がいます。わが国には、同じ病気をもった者によってつくられた患者会が多数存在し、活発な活動を行っています。

病気に関する情報を得ることが難しかった時には、病気に関する情報や行政からの援助の情報などを共有することが患者会の大きな役割でした[20][21]。また、患者さんが自分たちを守るために連帯し、支援を受けるための仕組み作りや法制化に働きかける重要な役割を果たしてきました。しかし、最近注目されてきた活動は、患者同士によるこころの支援活動です。

患者さんは病気を抱えると、それまでやってきた活動を継続できなくなります。自分が担ってきた役割を果たすことが難しくなり、日常生活において周囲の人にお世話になることになります。そのため、自己肯定感が低くなりがちです。特に、病気が発症・発覚した当初は、日常生活の中

に訪れた突然の大きな変化により、自己肯定感が著しく落ちます。

そんな時、患者さんの助けとなるのが家族や友人のケアであり、同病者によるピアサポートです。ピアとは仲間とか同輩という意味であり、ピアサポートは患者同士が仲間として支え合う活動をさします。

同病者によるピアサポートでは、傾聴が中心になります。まず、相手を承認することにより相手の自己肯定感を高め、自信を持って生きられるよう支えます。同病者であるため同じような状況を経験しており、相手の状況や考え方を承認することが容易です。病気のために、これができない、あれができないと落ち込んでいる人も、同じ病気をもちながら積極的に生きている人を見ること、その人から承認されることにより、自己肯定感が高まっていきます。

患者同士によるピアサポートがわが国でも本格的に始まろうとしています。二〇一九年、国の地域生活支援事業の中で障害者ピアサポート研修事業が位置づけられ、二〇二一年に厚労省より障害者ピアサポート研修における講師養成のためのテキストが発表され、二〇二二年には講師・ファシリテーター養成研修が始まっています。

ピアサポートがつくる新しい社会

実は、患者会においても、しばしば、上下関係、支配・被支配の関係性が見られます。指示し・指示される関係性、支配し・支配される関係を好む人が一定数存在することは確かであり、そんな人は、その関係性の中で安心感を得やすいのですから、わたしは上下の関係性で運営されている患者会を否定するつもりはありません。

短期的に見れば、しっかりとしたビッグボスに支配されているグループのほうが活発であり、成功しているように見える場合があります。ボスの指示に従って行動することで安心感が得られ、身体面によい結果をもたらす場合もあります。人類はこのような上下関係のある社会を創り出し、それが成功してきた時代があります。歴史的には、むしろそのような時代のほうが長いのです。

しかし、これからの世界、新しい時代の社会では、最終章で述べるように、個人の自律性を重んじる、横の関係性の社会、ネットワークの社会になっていくだろうとわたしは考えています。そのような歴史的な経過、文脈の中で患者会でのピアサポートが注目され始めているのであり、患者さんが横の関係性のもとで助け合う活動をわたしは支援したいと考えています。

第四章　医療・健康情報リテラシー——情報の上手な利用の仕方

インターネットの普及と医療・健康情報リテラシー

インターネットの普及により、患者さんや一般市民が入手できる健康や医療に関する情報量は飛躍的に増加しました。さらに、過去には医師など専門家が占有していた情報が、現在は一般市民にも入手可能となり、情報の質も大きく変化しています。最近は、文字情報だけではなく、YouTube上などの動画による情報入手も可能となっています。

量的にも質的にも大きく変化したネット上の健康・医療情報は、検索によって、自分が必要とする情報を簡単に見つけだすことが可能です。都合のよい時間や場所で、自分が必要とする情報を、自分の嗜好やレベルに合う情報を得られるのです。

患者さんが得ることのできる医療情報は、過去には、印刷物、本や雑誌、パンフレットなどに限られていました。そのため、患者数の少ない稀少疾患や難病の患者さんにとっては、自分の病気に関する情報を得ることが困難でした。しかし、現在ではインターネット上で容易に情報を入手できるだけでなく、同病の患者さんとの情報のやりとりや交流も可能になったのです。

その反面、インターネット上にあらわれる情報は玉石混淆であり、取り扱いがやっかいな代物です。ここではＷＥＬＱ騒動を取り上げることでインターネット上の医療情報の問題について解説し、患者さんが医療情報をとりいれる際の注意点を考えたいと思います。

ＷＥＬＱ騒動にみるインターネットと医療情報の問題

現在では、ごく一部の高齢者家庭を除けば各家庭にスマホやパソコンがあり、ほとんどの人がインターネットを通して情報をえられる環境にあります。しかし、インターネット上の情報は偽りや詐欺も多いため、怖い、近づきたくないと考えている人が少なくありません。

まず、ネット上でキーワード検索するときに、落とし穴があります。検索で上位に出てくる記事は、多くの人に読まれているため信頼できる、正しい、悪いものでないと考えがちです。上位の三つか四つの記事を見ることで安心してしまっていないでしょうか。

しかし、ネット検索で上位にあるというだけでは、その情報を信用してはならないことを警告する事件が、二〇一六年に起きました。同じような事件は、その後も繰り返し起きており、今後も手を替え品を替えて、現れてくる可能性があります。

そこで、WELQ騒動を振り返り、どう対処すればよいかを考えたいと思います。

WELQ騒動は、二〇一六年、プロ野球球団の経営やゲームソフトのモバゲーで有名な会社ディー・エヌ・エー(DeNA)が運営する医療系サイトWELQが起こした事件です。WELQは医療・健康情報をテーマごとに集めて配信し、多くの読者を獲得していました。しかし、同サイトで提供される医療・健康情報に問題が指摘され、休止に追い込まれました。書かれている内容に問題があり、医師など専門家による監修がなかったこと、Google検索で上位に表示されるよう意図的に操作されていたこと、著作権を尊重していなかったことなどが重要な問題点として指摘されました。

インターネット上のサイトは、記事が注目され読まれることにより、その運営者に広告収入が発生する仕組みがあります。WELQ騒動が起きた背景には、この広告収入があるのです。多くの人から注目される記事を載せてサイトに関心を集めれば、Google検索で上位になり、そのサイトはますます注目を集めます。

そこで医療情報に詳しくないライターに、注目を集める記事の書き方を指導し、ネット上から適当にかき集めた情報で読者の興味をひきそうな記事を書かせて掲載していたのです。運営側は記事を出すプラットフォーム（場所）を提供しただけであり、記事の内容に対して責任は負わないと弁解していました。

情報の提供を主目的とするのではなく、少しでも多くの読者を惹きつけることを目的とする情報がネット上にあふれ、情報の信頼性の低さが明らかになりました。注目を集めることを最優先にしているため、たとえ記事に対する非難が一時的に集中（炎上）したとしても、そのこと自体がより多くの客を集め、収益につながるのです。

テレビや新聞など既存の大手メディアも、視聴率や発行部数を優先して、センセーショナルな番組や記事をつくることで、情報の信頼性が二の次になっている場合があります。しかし、ネット上のサイトでは、それがより一層顕著だったのです。検索した記事を見るときには、上位の記事が必ずしも信用できるわけではなく、検索の下位に出てくる記事に良質な情報があり、目を通す必要があります。

信頼ある情報を入手するために

では、患者や市民が自分の健康を守るために、信頼できる情報を採りいれるためにはどうすればよいのでしょうか。次の八項目に注意してほしいと思います。

①基本的な健康常識を身につける

何よりも大切なのは基本的な健康常識を身につけることです。第一章で述べた医療の基礎知識も参考にしてください。基本的な健康常識でない情報は、まずは疑うという姿勢で情報を吟味するのです。

基本的な健康常識として、わたしは「世界がん研究基金（ＷＣＲＦ）」によるガイドラインをおすすめします。これは世界中から栄養や健康に関してのトップレベルの専門家を集め、過去の科学的論文を吟味した上でつくられたものです。

英文ではありますが、比較的易しい表現であり、大学受験で英語を勉強した人なら読めるものです。また、現在は、英文のサイトであっても、自動翻訳（DeepLなど）を使うと簡単に日本語に翻訳して読むことができますので、一度ご覧ください（https://www.wcrf.org/）。

最初の推奨が一九九七年につくられ、その後、二〇〇七年、二〇一八年と約一〇年ごとに改訂され、その間も、ホームページ上には常に新しい情報が追加され続けています。開設から二五年以上の歴史がありますが、根本的な内容に変化はほとんどありません。つまり、疫学的調査に基づいた食事と健康に関する注意事項は、改訂してもほとんど変化がないほどに固まってきているのです。テレビや雑誌、ネット上には、新しい情報が次々と現れますが、それらは多くの場合、商業主義に乗っかった流行りものなのです。

最初の推奨からの変化として、最も大きいのは、サプリメントに関する記述です。一九九七年版では、「栄養補助食品　ここで紹介する推奨事項に従っている人では、栄養補助食品はおそらく不要であり、がんリスクを減らすためにおそらく役に立たない」と述べていたのに対して、最新版では「がん予防のためにと、サプリメント（ビタミン剤など）をとることは避けること(against)」という強い表現に変わっています。サプリメントの使用による負の側面、すなわち副作用が明らかになったためです。

わが国で行われたがんの疫学研究の結果からも「女性では、ビタミン・サプリメントの過去摂取者や摂取開始者で全がんリスクが高くなり、継続摂取者で循環器疾患リスクが低い。男性では変わらない」とされています。

このようなことから、基本的常識として健康のためにサプリメントを使用しないことをおすすめしています。二〇二四年には機能性表示食品である紅麹の事件が起きましたが、このＷＣＲＦの推奨を知っていれば、このようなものを利用しようとは思わないはずです。

ＷＣＲＦの推奨はがんを予防するためのものですが、肥満、糖尿病、脂質異常、高血圧、メタボリック症候群の予防にも、十分効果的であると考えられます。したがって、がんとメタボによる心臓病、脳卒中を合わせてわが国の死因の三分の二の予防に役立つことになります。

わたしは肝臓病教室などで、二〇年以上前からＷＣＲＦの推奨を健康常識としてすすめてきました。そして精製をしない穀物が大切であり、低糖質ダイエットは懐疑的に考えています。

これらに加えて、季節のものを食べる（季節食）、近くでとれたものを食べる（国土食）、全体で食べる（全部食）、肉食を少なく菜食を多くなども、古くから伝わる日本の食養に関する智慧として、患者さんにお話しし、腹八分目にとどめることをすすめてきました。プチ断食することもおすすめしてきましたが、このことは科学的な論文にもとりあげられてきました。

紙面の都合もあり、栄養についてこれ以上詳しく述べることは避けますが、もっと詳しく知りたい人には、津川友介氏『世界一シンプルで科学的に証明された究極の食事』をおすすめします。[34]

②発信者の情報発信の目的は？

情報の発信者は何らかの目的をもって情報を発信しています。その目的を知る、あるいは推測することが大切です。そのためには、発信者がどういう人物や組織であるかをチェックすることも必要です。ＷＥＬＱ騒動のＤｅＮＡは、情報発信の目的が信頼ある情報を届けることではなく、多くの読者を誘導し利益を上げることでした。そのような情報源は、当然信頼性も低くなるのです。

ＷＥＬＱ騒動後には、専門家監修とか医師監修をうたう記事が増えました。しかし、監修者は名前を貸しているだけで内容をほとんど見ていない場合があります。また、医師免許を持っていても、そのテーマについて発言するほどの知識を持ち合わせていない可能性もあります。監修者の肩書きを権威付けにして信頼度を得ようとしているサイトは危険です。書いたり監修している医師の経歴もしっかりとチェックしてください。

健康記事には、「○○大学の研究によると」いう表現がよく見られますが、通常研究は個人や研究者のグループで行われるものであり、大学が組織として研究を行うことはほとんどありません。大学がそこで行われた研究の一つ一つをチェックする仕組みもありません。したがってこのような表現を見たら、大学名による権威付けを利用していると考えたほうがよいのです。

ネット上には無料で配信されている情報も多いのですが、無料であることの仕組みにも注意が必要です。無料にしている何らかの目的があると考え、その目的を探ってください。有料の情報を利用することが一つの安全策ではありますが、有料の情報であっても広告に依存しているようであれば、そのために発信情報がゆがめられる可能性があります。

③情報の信用の重み付けをはかる

医師が専門の医学情報を得るときには、どの雑誌に掲載されているかを信頼度の重要な判断基準とします。一流誌に掲載されている論文は、専門家の厳しい査読（審査。内容が科学的に妥当かどうかの吟味）を受けています。科学的に問題のある論文は掲載が却下されるため、一流誌に掲載されている論文は信頼度が高いのです。また、良い内容の研究は一流誌に投稿することになります。逆に、三流誌に載せている論文は、質の高い研究ではない可能性が高いのです。

それと同じように、新聞や雑誌の医療情報も、それぞれの発行社や発信者の吟味が大切です。また、科学欄に掲載される科学的記事を担当する記者が書いたものなのか、ゴシップ記事を書いている記者によるものなのかによって、内容の信用度は大きく異なります。情報を発信する会社の歴史も参考になります。同じような誤報の過ちを繰り返す会社も多いからです。

全ての情報はあくまで参考までにと、とらえることが大切であり、一つの情報を一〇〇％信用することは危険です。一流雑誌の記事であっても、間違った論文を掲載することがあります。それでも、間違いが判明した時に、その内容や経緯を精査して、その結果を公開し、今後間違いが起きないような仕組みをつくっている雑誌が一流雑誌であり、信頼度はより高くなるのです。

④よい情報源を普段から確保しておく

情報源を普段から吟味し、信頼性の高い良い情報源を確保しておくことをおすすめします。例えば、ホームページやブログ、ＳＮＳ（ソーシャルネットワーキングサービス：FacebookやＸなど）では、良い情報源となるサイトや人を普段から探しておきます。ある一つの専門分野についての情報をチェックし紹介してくれている人がいて、その人の情報が信頼できるものであれば、その人のサイトがよい情報源になります。

一方で、根拠のない噂話を安易に紹介したり書き込んでいる人は、情報源として信用できません。わたしはそんな人をフォローリストからはずします。このようなことを繰り返すことにより、自分が欲しい情報の情報源を個人のものとして創っていけます。

ホームページなどで、がんに関する情報を求めるのであれば、国立がん研究センターが運営するがん情報サービスはまず見ておくべきサイトです。妊娠中の薬の服用などで不安があれば、国立成育医療センターのホームページ内に妊娠と薬に関する情報が出ています。

慶應義塾大学病院の健康医療情報サイト（KOMPAS）は、大学に在職中にわたしも副責任者として関わってきたサイトであり、インターネット上に無料で公開しているのでおすすめします。ネット上の医学百科事典に相当するものです。ちょっと病気について調べてみたいときに、利用していただけます。

英語が得意な人であれば、up to date という患者および介護者向けのサイトも科学的によい情報源です。無料で配信され最新の情報が更新され続けています。

医療健康情報リテラシーについてもっと詳しく知りたい方は、聖路加国際大学中山和広教授が運営されるサイト「ヘルスリテラシー　健康を決める力」が参考になります。

⑤今その情報に基づいて行動（購買、適応）するべきなのか否か

新しい療法やサプリメント、治療法などに関する情報は、信じるのではなく、まずは疑うことから始めます。そして、健康情報の常識に合わないことは、よほどしっかりした情報が付け加わっていない限り信用しないことです。

新しいサプリメントや療法は、話題になっていても、すぐにそれを利用するのではなく、ある程度の時間をおいて判断することが安全策です。流行っているものも、ある一定期間が経過することで問題点が明らかになってきます。急ぐものでなければ、短くて半年、できれば一年間は待ち、その間に情報を集めた上で、最終的な決断をしてください。期待する効果が得られないとか、問題となる副作用が出るなどの情報は、およそ一年の間に明らかになることが多いのです。つまり、新薬と同様の慎重さが必要なのです。

〔詐欺にだまされないための留意事項〕

i．権威づけを利用する。ハーバード大学が開発とか、スタンフォード式などと大学名で注意をひこうとしますが、通常は大学が開発したり、方式をつくることはなく、大学の中にいる人が開発チームにいただけのことが多いのです。

ii．せかせる、自分だけにお得感を出す。残りわずか、今だけ、などとせかす。詐欺では、せ

かすこと、不安に落とし入れることがよく使われます。あなただけにと、限定商品を売り物にするものも要注意です。

iii．社会で受け容れられていることを強調する。アマゾンで売り上げナンバーワンなどといっても、一日だけそんな日があっただけなのかもしれませんし、しかもそれは意図的な操作によって行われる場合もあるのです。

iv．セールスで親近感を無理やりに出してくる。趣味や出身校、出身地などでやたらと共通点をとりあげて近づく人は、好意をもってもらってセールスに利用するためなのかもしれません。最初だけ、とても優しい善人のような振る舞いをすることは簡単なのです。

v．呼び水で酔わせる。最初だけ、良い思いをさせられて信用してしまうと、その後に、だまされやすくなります。

vi．最初の関門を強調する。最初は悪い反応が出るけれど、そこを過ぎれば健康になりますと売り込む手法です。最初の関門で死に至ることもあります。

vii．美人やイケメンのセールス。いえ、美人やイケメンセールスマンがみんな詐欺師だといっているわけではありません。しかし、美人やイケメンだとこちらの判断が緩みがちになるために、要注意なのです。一見、人のよさそうなタレントが広告に出ているのも要注意です。タレントは単に仕事の依頼があって、その役を引き受けているだけなのです。

七項目の一つでもあてはまれば詐欺というわけではありませんが、詐欺は、このような手を使ってくることが多いことに十分に注意して、情報を収集しましょう。

⑥信用できる人に相談する

サプリメントやがんの奇跡的治療などの医療情報を見て、これはよいかなと思っても、実際に行動に移す前には、一度踏みとどまり、家族、友人などの信頼できる人に相談してください。

オレオレ詐欺にひっかからないために警察庁から出されている注意事項として「電話でお金の話が出たら、一旦電話を切り、すぐに家族などに相談しましょう！」とあります。これと同じ意味です。決断する前にいったん時間をとり、他人の視点を入れることが大切です。

医療に関して相談する際には、かかりつけ医や、医療関係者である友人などに聞いてみることも、おすすめします。プロならではの視点や意見があるからです。また、病気を抱えての生活上の悩みなら、同病者から良いアドバイスが得られる場合もあります。

普段から、必要時に気軽に相談できる人を確保しておくことが大切です。必要になった時にあわてて探そうとしても、なかなかすぐには見つからないものです。自分と価値観の合う、あるいは価値観が似た友人や医師からアドバイスが得られるとよいでしょうし、自分とは全く違う視点をもつ知人の意見も貴重です。

⑦自分の感覚や体験を大事にする

○○療法を受けることを決めてからも、そのままに突き進んでしまえばよいというわけではありません。適用した後には、自分の感覚や気分・体調に注意してください。事前の情報だけで一〇〇％信じ込んでしまうのではなく、効果や副反応を自分の感覚でチェックすることも大切です。「○○をとると、三日目位に湿疹が見られる場合がありますが、これは体内の古い毒素などが分解され、一時的に現れるものです。これは体質改善の効果の現れです。そのままお召し上がりください」との表現を信じてサプリメントをとり続け、重篤な副作用が出てしまう場合もあるのです。

ただし、このように伝えると、病気の治療で本当に必要とする薬も、ちょっと気分が悪くなったからと決めつけて中止する人が出てしまうことが心配です。薬の服用に関しては、次項で詳しく述べたいと思います。

ここにあげた七項目の全てを守る必要はありませんが、可能なものを是非試みてください。①、⑥、⑦の項目は特に重要な項目として注意していただきたいと思います。

新型コロナウイルスのパンデミック時の報道から見えたこと

パンデミック時のマスコミ報道

二〇一九年一二月より始まり三年以上にわたって続いた新型コロナ感染症は、わたしたちの生活に大きな混乱と犠牲をもたらしました。世界レベルの流行、パンデミックであり、やむを得ない面はありましたが、マスコミやネット上の情報で混乱が一層助長されたように思います。テレビや新聞などマスコミの報道で、多くの人が感染情報により脅かされ不安感をかきたてられました。そのため、人々は家に閉じ込められ、人と人が接触する機会が減りました。そこには、市民の行動を制限し管理することで感染症を沈静化しようとする行政側の意図もあったようです。

マスコミは大衆の恐怖心をあおることで、視聴者をひきつけ視聴率を上げられます。茶の間に流れるテレビからの情報は、コロナ感染者が何人だったかが毎日報道され、テレビ番組がお祭り騒ぎを楽しんでいるかのように感じられました。同様のことは、ロシアのウクライナ侵攻の報道でもいえます。どのテレビチャンネルも、ウクライナ市民の悲惨な情報が毎日繰り返され、恐怖をあおっていました。

恐怖心から生まれるいじめとステイホームの功罪

恐怖心をあおられ自分の安全が侵されると、人々は自分の身を守るためにと他人に対して攻撃的になります。その結果、コロナ感染者が地域や組織で村八分にされ、コロナ感染者を診療する医療機関で働いている医療者やその家族がいじめや差別の対象になりました。

病院で献身的に働いている看護師の子供が幼稚園や小学校で避けられ、いじめられている様子が報道され、心が痛みました。感染予防のためにと自分の家庭の中にも入れず、自宅の駐車場の車の中で寝泊まりしていた看護師もいたのです。

ステイホームと叫ばれ、自宅に閉じこもるようにと報道された時期がありました。日本人の多くは従順であり、法律で縛られなくても行政からの要請に従いました。公園やその駐車場が閉鎖され、デパートや劇場、飲食店なども協力的で自主的に休業しました。

しかし、ステイホームが強調されすぎたために、自宅からほとんど外出ができなくなった高齢者が増えました。他人との接触がたたれ、気持ちが暗くなり、うつ状態になった人も少なからずいました。歩行などの運動は、人間の気持ちを明るく保つ上で大切な行為です。うつ状態予防のために、外を散歩することの励行がむしろ望ましかったはずです。

市民の多くがコロナ感染予防のために家に閉じこもり、感染しても重症化しないようにと食事をしっかり摂ったために、結果として、コロナ太りが増えました。

運動不足と栄養の過剰摂取が肥満を増やし、糖尿病や脂質異常症を悪化させます。そして、そのことはコロナ感染症の重症化リスクとなるのです。そのような患者さんに対しては、栄養を適切量とり、適度な運動を行い、体重を増やさないようにと伝えることが必要だったのです。

わたしの外来に通っていた軽症の糖尿病の患者さんが、長期間のステイホームと栄養のとり過ぎで、血糖コントロールの長期指標であるHbA1cと血中脂質の値を悪化させていました。「外出することが恐かったし、病院に来ることはなおさら恐いから」と、しばらく受診もできずに糖尿病状態を悪化させていたのです。

これらのことが起きてしまったのも、新型コロナ感染症を正しく恐れ、それに対処するための情報が十分に行きわたらず、恐怖心ばかりがあおられた結果だとわたしは考えています。

他人との濃厚な接触は避けた上で、肥満にならないように運動や栄養に関する注意を報じるべきでした。他人との距離を保った上で散歩をし、他人と会話をしないのであれば、外ではマスクをしていなくてよいことなども知らせるべきでした。公園を閉鎖する必要などなかったはずです。同じ時期に、英国ではロックダウン時であっても運動のための散歩は守るべき大切なものとして認められていたのです。

信頼できる情報源からの発信と受信と

わが国のマスコミの報道やネット上の情報が偏っていることを危惧し、京都大学の山中伸弥教授は新型コロナ感染症に関するホームページを開設されました。わたしが二〇二〇年三月にコロナ感染症に関してYouTubeでの発信を始めたのも、同様の危機感を持ったからです。「コロナ感染症の専門家でもないものが、なぜそんな情報を流す。混乱をきたすからけしからん」と考える人がいるかもしれません。しかし、わたしは肝炎ウイルスの感染症の専門医であり、患者さんに対して日常生活上の注意を伝えることを先頭に立ってやってきた専門家でもあります。山中教授は科学的論文を読みとく専門家として発言されていたのです。

この件から、わたしは専門家を信用することの限界について考えさせられました。病棟でコロナ感染症患者の治療にあたっている人、統計学で患者数を予想する人、研究室内でウイルス研究をしてきた人、ウイルスの医療行政にたずさわってきた人がそれぞれコロナパンデミックの専門家として登場しましたが、コロナ感染予防のための生活に関する情報提供を専門とする人など存在しなかったのです。

マスコミの報道はスポンサーや政府の意向をおもねるものが多く、それらの意向に左右されない科学的で公正な医療情報の提供が社会には必要だったと思います。一般市民や患者さんも、マスコミからだけでなく、幅広く情報源を求め、普段から信用できる情報源を確保することが大切です。

信頼性の乏しい情報を流して期待をあおる報道

恐怖をあおる報道が続く中で、市民の期待をあおる報道が後を絶ちませんでした。その一つが、大阪府の吉村洋文知事によるイソジンうがい薬事件です。

吉村知事は、「うそみたいな本当の話として、ポビドンヨードの入ったうがい薬がコロナの特効薬だ」とテレビ生番組で話しました。内容は間違ったものでしたが、その影響力は大きく、その日の夕方には、薬局からイソジンうがい薬が消えたのです。

その際に公表された研究結果は、大阪はびきの医療センターでポビドンヨード液でうがいをしたところ唾液中のウイルス量が減少したというものでした。この結果から、コロナ感染の重症化を予防したり、他者への感染予防になると結論するのは明らかに論理的飛躍があります。

科学的研究は、過去の論文の結果の積み上げの上に創られていきます。適切なコントロール群をたてた科学的な方法で統計処理がなされたものが論文とされ、学術雑誌などに投稿し、専門家によって審査されて承認され、論文として発表された時点で、初めてその薬は科学的効果があると認められるのです。

吉村知事の会見のような形で、信頼性の低い不完全な研究結果を発表し期待をあおることは望ましくありません。それをマスコミがとり上げることも適切ではありません。わたしは、東洋経済オンラインにこの事件の記事を書き、次のように締めくくりました。

「感染拡大が続く現状を考えると、今回のような不確実情報が瞬く間に全国に広がり、人々の行動に影響を与えてしまうようなことが繰り返されるのではないかと危惧しています。情報に振り回されることなく、しっかり情報を吟味して行動できる人々が増えるよう、反省する機会としてとらえることが必要でしょう。」

はたして、その後一年以上が経過した後にも、テレビ番組はイベルメクチンで同じような間違いを繰り返していたのです。

余命告知は誰のために、何のために

がんや難病の患者さんの余命の告知

進行したがんや難病など重い病気、進行性の病気をもった患者さんに対して、余命告知をしたほうがよいのかどうかという問題があります。

「先生、わたしの命はあとどれくらい残されているのでしょう」

「放置していれば、あと三ヶ月くらいですね」

主治医にそのように返答されると、患者さんやその家族は戸惑い落ち込んでしまいます。今までの平穏な生活から、いきなり断崖絶壁に立たされていることを知らされるのですから無理もありません。

少し古い研究ではありますが、二〇〇八年に報告された米国の調査で、患者に具体的な余命について話す頻度は、「常に」あるいは「通常は」と答えた医師は四三％であり、「ときどき」、「稀に」あるいは「全くない」の回答が五三％だったのです。患者さんに対する情報提供が進んでいる米国においても半々の状況でした[35]。

二〇一八年八月五日の読売新聞に「進行がん患者、聞きたいと思ってるのに…余命「告知なし」4割」と国立がん研究センターと東病院で行われた研究結果が紹介されました。患者さんや一般市民がこの新聞記事を読めば、「主治医は余命を知っているのに患者さんに伝えようとしていない、ひどい」という印象をもつのではないでしょうか。

余命を伝えない理由は、二つあります。一つは余命を伝えることで患者さんに衝撃を与えたくないこと、もう一つは、科学的に余命はわからないことです。

現実には、余命があと何ヶ月と断定的に言えるほどに、医師は患者の余命がわかるわけではありません。この記事を書いた記者も、研究者も、そのことに気づいていないように思われます。

余命の告知は、する・しないの問題でなく、できる・できないの問題なのです。

患者さんやその家族の希望による余命告知

余命が告知される状況には二種類あります。患者さんや家族からの希望により行われる場合と、医師から積極的に伝える場合です。

多くの場合、医師は患者さんや家族から「余命は？」と問われて、自己防衛的に返答をしてしまいます。医師は占い師や預言者ではないので患者さんの未来を予測することなどできません。ところが、小説や映画、テレビ番組などで、患者さんが余命何ヶ月と告げられる場面がしばしば登場するために、患者さんや家族は、医師は余命をわかっているものと思い込んでいます。

医師が余命をわからないのは、単に経験が足りないとか、勉強不足、知識不足のせいではありません。科学的に余命何ヶ月と知る方法がないのです。ですから、科学的思考を身につけた医師であれば、余命何ヶ月と断定できないと考えています。

ところが、患者さんや家族に余命をたずねられると、医師は正直に「わかりません」と答えることは難しく、そう答えることを躊躇してしまいます。「この医者は余命もわからないヤブ医者か」と患者さんや家族に医師としての技量を疑われかねないからです。そこで、余命を聞かれた医師は、勘をはたらかせて「あと何ヶ月」などと答えてしまうのです。

余命の予知ができないことは、地震発生について予知ができないことと同じです。どの地方に、何年何月何日に大地震が起きるという予測は、科学的にはできないことは皆さんもご存知だと思います。ただし、数秒前や数分前の緊急地震速報は、あたらないこともありますが、それなりにあたります。

それと同様に、がんの末期などで、死に至る一週間ほど前なら、血圧や呼吸状態、尿量の変化など病気の進行状況からある程度の予測が可能になります。それでも、突然急変して亡くなられることもあるし、予期できないほど長期間、いのちを長らえる人もいます。

台風の予測はそれなりに精度が高いので、地震もそれと同じように予測できると考えてしまうかもしれませんが、台風の進路は連続性の変化の出来事だからある程度予測可能なのです。例えば、糖尿病や高血圧などで血管に変化が出てくる様子は、台風の予報に似ていて、予測のしやすい変化です。しかし、その変化によって、いつ死が訪れるかの予測にはつながりません。死に至る変化は、突然おとずれることが多いからです。

わが国における研究で、緩和ケアを専門とする施設を対象に、余命予測と実際の生存期間が調査され集計された論文があります[18]。図5がその結果ですが、予測はほとんどあたらないといったほうがよいことがわかります。

例えば、入院後九〇日と予測した人において、実際に死亡した日は、一日から一八〇日まで、驚くほどにばらついています。医師が予測する日数の＋－三三％の範囲内で亡くなった人は三

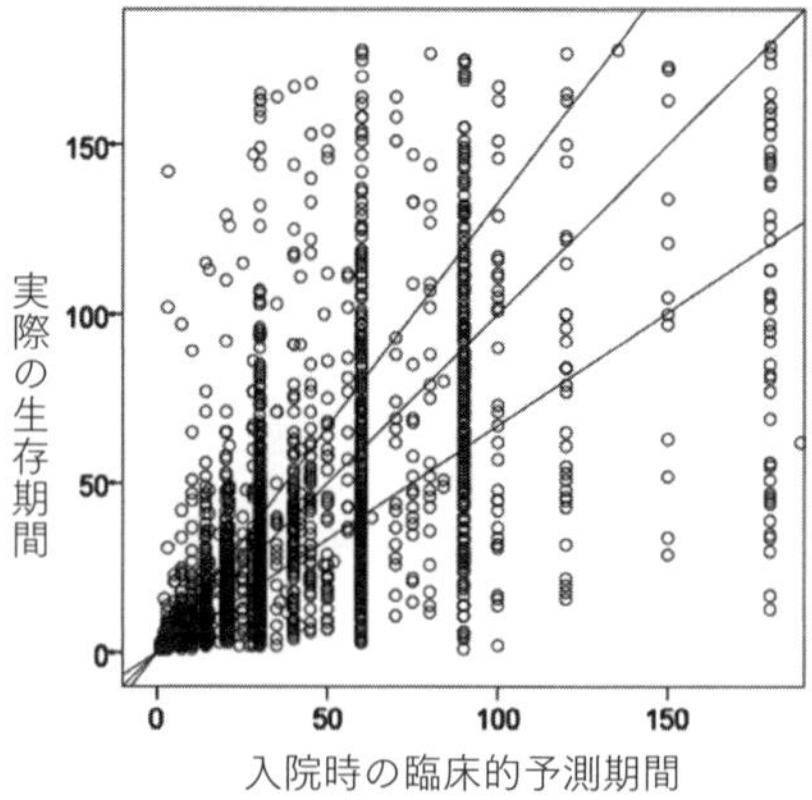

図5　余命の予測と実際の生存期間（わが国の全国の緩和ケア施設の調査より。出典：Amano K, et al. The accuracy of physicians' clinical predictions of survival in patients with advanced cancer. *J Pain Symptom Manage.* 2015; 50 (2): 139-146.）

五%にすぎません。実際の生存が予測＋三三%より長めだったのが四五%であり、予測－三三%より短かったのが二〇%でした。

例えば、余命三ヶ月の予測で＋－三三%の範囲であれば、二〜四ヶ月となりますから、それなりにあたっていると感じられるかと思いますが、その範囲内におさまる人は三五%にすぎないのです。全くデタラメに予測しても三群にわけた場合、それぞれの群は三三%になりますから、あたる確率が三五%なら、予測などしないほうがよいという結果なのです。

「ええっ、そんなに余命予測ってあたらないのですか？」と思われたかもしれません。この研究は、有効な治療がなくなり余命が半年以内だろうと判断され、緩和ケアに入った患者さんを対象にしています。したがって、ある程度限定された均質な患者さんを対象にしています。そうであっても、これ程あたらないのです。もし、有効な治療が残されている状況であれば、その治療が有効か否か、有効だったとしてどの程度有効かなどの不確定な要素が増えるために、ばらつきはもっと大きくなり、もっとあたらなくなります。

そして、もし、患者さんや家族から余命をたずねられて医師が伝えるなら、医師は自分自身の予測よりも短めに伝えると考えられます。短めに予測し、長く生きられたほうが、患者さんに納得してもらえるだろうし、ご遺族にも文句を言われにくいからです。そのほうが、医師にとっては安全です。だから、医師の防衛的な余命告知はどうしても短か目になってしまいます。

ところが、素直な患者さんは、医師の言葉をまともに信じてしまい、宣告された日に合わせて死の準備をしてしまいます。呪文にかかってしまうことになるのです。

余命告知と安楽死

米国のブリタニー・メイナードさんは、二〇一四年の一一月一日、自宅で医師から処方された薬を服用することにより、家族に見守られながら二九歳で死去しました。

ブリタニーさんは神経膠芽腫《しんけいこうがしゅ》という悪性脳腫瘍を診断され、主治医より余命六ヶ月と告知されました。六ヶ月間の闘病の間、ブリタニーさんは自分の姿をYouTube上に公開し、米国で大きな話題となりました。そして、尊厳死を認めているオレゴン州に移住し、予告された六ヶ月後、夫の誕生日を迎えた後の一一月一日に、医師から処方された致死薬を自分で服用し自らの命を絶ったのです。

亡くなる数日前の一〇月二九日に、ブリタニーさんは自分の動画を公表していますが、身体的には元気な様子であり、普通に会話も可能であり、命を絶つ日を延期するかもしれないことを思わせる内容でした。しかし、結局一一月一日に自らいのちを絶つことになりました。

わたしはこの事件から、同じ病気の神経膠芽腫を発症した知人を思い出しました。その女性Hさんは二〇〇九年に頭が重くて変な感じがすると訴え、慶應大学病院の神経内科を紹介しました。受診したその日に脳腫瘍が見つけられ、脳神経外科に紹介され、翌週には手術となりました。

直径五㎝を超える腫瘍であり、悪性度の高い神経膠芽腫でした。手術を担当してくれた脳外科医のO先生からは、「麻痺を残さないようにと腫瘍は取り切れていないし、病理の結果は悪性度の高い神経膠芽腫だったため、まず六ヶ月はもたないだろう」と告げられました。

しかし、Hさんは「わたし、まだ死にそうな気がしないから大丈夫」といって、気丈に過ごしていました。そして、結局手術後五年近く生きながらえたのです。そして、その間に、以前から交際していた方と結婚もされました。

こんな例を知っているため、ブリタニーさんももっと命を長らえることができただろうし、人生を楽しめたのではないかと思ったのです。余命告知はまるで呪文のようなものです。

「いや、わたしはかなり正確に余命が分かる」という医師がいるとしたら、その人は強い呪文力をもつ医師だと解釈したほうがよいとわたしは考えます。

医師側からの積極的な余命告知

一方で、余命について患者さん側から聞いてもいないのに、余命何ヶ月と伝えようとする医師がいます。

「このまま何もしないで放っておけば、あと三ヶ月の命です。○○手術をすれば、………」

医師が自分の想定している治療に少しでも早く持ち込みたいと、「おどしの医療」によって自分の指示に従わせようとしているとわたしは解釈します。この際も、医師は予想する余命をより短めに言ってしまうことでしょう。

「手術しなければ余命三ヶ月」などと言われると、患者さんはあわててしまい、冷静な判断ができません。医療の専門家と素人という、専門知識において質と量ともに格差がある非対称性の関係性の中で、患者さんはまな板の上の鯉になった心境で、「先生、お任せします」となってしまうのです。

けれども、もし、本当に余命三ヶ月であるならば、その時点で手術をしても完治させることは難しいだろうと考えられます。がんの手術をすすめる場合は、通常、他の臓器への転移もなく余命は半年以上である場合が多いのです。ただし、消化管や血管の通過障害をきたさないようにバイパス手術をしたり、圧迫するものを除去する場合などの例外はあります。

手術による切除や抗がん剤による療法など、いのちに関わる重要な判断は、通常、二週間や一ヶ月遅らせたからといって大きな影響はありません。早く手術をしてもらいたいのに、病院側の都合で一ヶ月以上準備にかかったり、空床を待つ場合もあるのですから。

脅しによって手術をすすめられた時には、その場で一人で即断するのではなく、判断を保留し、少し時間をとって冷静になり、信頼できる人とよく相談した上で、決断してください。

予後に関しての情報提供

患者さんやその家族は、なぜ余命を知りたいのでしょうか。一番大きい理由は、「今後、どのように暮らし、どのように生きていくのか」、「これからどのような治療を受けていくのか」などの判断の材料に使いたいためではないでしょうか。

もし、そうであるなら、医師に聞くべきことは余命ではありません。知っておくべきことは、現在の病気の正確な状況、病気の予後、治療としてどのような選択肢があるのか、その後の日常生活をどのように送ることができるのかなどの情報です。

予後というのは、病気の進行状況から見た、X年後の生存率や生存状況、生活状況などの統計に基づいた数値をさします。医師は余命何ヶ月と判断することはできませんが、○○がんでステージⅡの患者さんでは、一年後の生存率が何%とか、その状態で五〇%の患者が亡くなるのが何年何ヶ月後などの統計的な数値は知らせることができるのです。

希少がんや難病など患者数の少ない疾患では統計に利用できる対象の数が少ないため、その数値は不正確になりますが、患者数が多い病気では、ある程度の正確さで伝えることはできます。

検査項目の組み合わせや症状の有無などで残された予後を予測する予後予測ツールの試みが、慢性の病気や緩和医療の場では研究されています。しかし、精度はせいぜい七〇％程度にすぎないのが現状です。

あと何ヶ月の命という断定的な余命告知より、確率的に予後を伝えることが科学的な表現ですが、確率的な表現は理解されにくく、患者さんからの受けもよくありません。そのため、「それで、結局、わたしの命はあとどれくらいなのですか」と患者さんは問い直すことになります。

余命予知は、地震予知と同じほどに難しいという事実を医師と共に患者さんにも抱えてもらいたいのです。その上で、今の状態で何ができるのかを家族や友人、医療者と一緒に考えてもらいたいと思います。

余命何ヶ月かが正確にはわからないところに、希望はあるのです。

分子標的薬の登場

さて、ここまで、「従来の治療法ならば」を前提とした予後の告知について述べてきました。

しかし、最近は、がんのステージⅣと診断された人でも完治する例が増えています。

ステージ分類は、もっぱら手術や放射線療法など局所の治療しか有効でなかった時代の分類です。新しく開発され、登場してきた分子標的薬による免疫療法では、ステージ分類に関係なく効いてしまうことがあり、ステージⅣでも長期生存が望める場合が出てきたのです。

分子標的薬は、がんの発生や増殖に関係する分子、がんに栄養を与える血管を増殖させる分子などを標的としたり、免疫反応を調整するために創られた新薬です。がんを死滅させたり、成長を抑える、退縮させるなどの効果を持ちます。

京都大学の本庶佑教授は、がん免疫のブレーキとなるPD-1というたんぱく質を免疫細胞の表面に発見したことで二〇一八年にノーベル医学賞を受賞しました。そして、それに対する抗体を作ることにより、がん免疫を活発化させ、がんを消失させるという画期的な治療が開発されたのです。

PD-1を標的にする抗体製剤は当初悪性黒色腫という皮膚がんで効果が認められ、その後、非小細胞肺がん、腎臓がん、ホジキンリンパ腫、頭頸部がん、胃がん、食道がん、大腸がんなどで、臓器に関わらず、がんに対する効果が認められてきました。そして、他臓器に転移したステージⅣの進行がんでも、著しい効果を示す場合があったのです。

分子標的薬の開発はその後も活発に進んでおり、現在では抗がん剤の主流になってきています。分子標的薬が有効ながんであるのか、否かが、ステージ分類とは関係なく予後を決める重要な因子となってきました。

今後も、様々な分子を対象にする分子標的薬が開発されていくと考えられます。ステージⅣだからもうダメだと思わなくてもよい時代が、訪れようとしているのです。

親の死に目に会うことの難しさ

「親の死に目に立ち会うことができなかった」と嘆かれる人が少なからずいます。そして、そのことをずっと心に抱えたまま、悲しんでおられます。

知人Yさんは実家で母親が急変したとの報で、急いで故郷に帰ったのですが、結局そのままお葬式まですませてくることになりました。Yさんが職場に戻った時、同僚から最初に聞かれたのは「間に合いましたか?」だったといいます。

そのような言葉をかける背景には、「親が亡くなる時には、子供は近くにいて見送らなくてはならない」という強い思いがあります。日本人の間では、そのことを当然だと考えている人も多いのです。

しかし、現実問題として、親の死に目に立ち会うことは、それほど容易ではありません。そして、立ち会えなかったことを、悔やんでいる場合も多いのです。四〇年以上のわたしの臨床経験から、親の死に目に子が立ち会うことの難しさをよく知っています。特に、実家から離れて生活し、親の近くに住んでいない場合には、本当に難しいのです。

人が亡くなる時には、がんのように徐々に症状が進行して緩徐に死が訪れる場合もありますが、脳卒中や心筋梗塞、不整脈のように突然に来ることもあります。そして、末期のがんであっても、最期は突然に訪れる場合があります。

わたしが大学病院で研修医であった一九八〇年代には、がんの患者さんが最期を迎える時、受け持ち医は必ず立ちあわなければならないという思いがあり、何日間も病院に泊まり込むことが普通でした。しかし受け持ち医が病院内でずっと待機していても、心臓と呼吸が停止する瞬間に立ちあえる機会がそれほど多いわけではありませんでした。

病棟で患者さんが心肺停止した状態で発見されると、病棟の近くにいる医療者によって心肺蘇生術が行われ、蘇生術をしている間に受け持ち医が呼ばれて病棟に到着します。

受け持ち医は心肺蘇生術を引き継ぎ、今度は家族が現れるまでの間、蘇生術を継続します。そして、家族が病棟に現れた時点で患者さんに対面してもらい、その後の蘇生術を中止し、死亡を確認することになるのです。家族が病院に来るのに時間がかかってしまう場合にも、家族が到着するまで、形式上ではあっても蘇生術を続けることが当たり前でした。

これらは、今となっては過去の話ですが、受け持ち医は患者さんの死ぬ瞬間に立ちあい、最後まで救命に全力を尽くしたことを示し、救命措置をしている間に家族が何とか間に合い、最期に立ち会えたと思えるようにするための儀式であったのです。

二〇〇六年に、射水市民病院の外科医Mによる安楽死が問題となった事件があります。人工呼吸器により生命維持しているがん患者の人工呼吸器を、M医師がはずしたことで病院長より警察に通報されました。

作家の中島みちさんはM医師にインタビューをし、『「尊厳死」に尊厳はあるか[36]』の中で事件の経過を詳しく述べています。この本を読んでわたしは、M医師は、家族がそろった中で主治医が死を看取らなければならないと考えていたために、この方法をとったのだろうと理解しました。

主治医が死ぬ瞬間に居合わせることは難しいし、家族がそろう場を演出することも難しく、それならその時間を事前に決めておき、家族がそろった中で呼吸器をはずせばよいと考えたのではないかと解釈しました。

わたしが、都の三次救命救急センターである都立広尾病院に異動になったとき、朝、病棟に行くと自分の受け持ちだった患者さんが急変で亡くなられたことを知らされたことがありました。その患者さんは当直医が看取り、家族が病院を訪れ、すでに自宅に引き取られていたのです。大学病院と救急救命センターでは看取りの方法がこれほど違うのかと驚かされました。

それまで勤務していた大学病院では、受け持ち医が必ず病棟に来て家族に挨拶をした後に、受け持ち医が死亡診断書を書き、病院からのお見送りの際にも、病院の霊安室に行き、そこで線香をあげてご家族に挨拶をした後であることが慣習だったのです。

しかし、その後、在宅での緩和医療が開始されると、病院で死を迎えるのではなく患者さんのご自宅で看取られることが増えてきました。そして、在宅医療では、主治医が死亡時に立ち会うことは少なく、息を引き取った後に訪れ、死亡を確認後に死亡診断書を書くことが当たり前になったのです。

一九六〇年までは、わが国でも、自宅で亡くなることが普通でしたが、その後徐々に病院死が増え、一九七五年になると自宅死を超えました。一九六〇年以前には、主治医が患者の死の瞬間に立ち会えないことは普通だったのです。

一九八〇年以降、病院で死を迎えることが当たり前になり、心臓が止まったときには蘇生術をすることが当たり前になったのです。そして、死は日常生活からはかけ離れた別世界の出来事になったのです。

以上述べてきたように、亡くなる方の看取りの方法は、時代や場所によって大きく変化してきたのです。


在宅でお父様を看取りたいと考え何ヶ月も同じ部屋でずっと過ごしてきたのに、最期の息を引き取る瞬間に私は眠ってしまっていて、その時間を共有することができなかったと悲嘆する女性がいました。しかし、わたしはそのお父様は隣で娘さんが最期まで横で寝てもらっている状況で息を引き取ることができ、どんなに安らかな気持ちで死を迎えただろうかと想像します。

死の時間をコントロールすることは安楽死にでもしない限り、難しいことです。もちろん、死の瞬間に子供が周りを囲んで手を握り、身体をさすりながら感謝を述べ、お別れをして看取りたいという気持ちは理解できますし、尊重したいと思いますが、実際には、そのような最期を実現することは難しいのです。ですから、そうできなかったからといって、あまり悲しまないでほしいのです。

それよりも大切なことは、年老いた親や兄弟、友人と会う時、病気で弱ってきた親戚や友人に会う時には、これが最後になるかもしれないという一期一会の気持ちで会い、その上でお別れをすることなのです。

第五章　いのちをケアする

生きること――食べること、息をすること、声を出すこと

二〇二二年二月、北海道難病連が主催するオンラインの公開講座「患者学」の集まりがありました。そこでは、釧路支部の会員の方たちからの話題提供がありました。

同支部は、自分たちが抱える難病を一人でも多くの人に知ってもらいたいと、ＦＭくしろで番組を毎週もたせてもらっており、イオンモールなどで患者相談会を開催するなど、活発な活動をしています。同支部は、支部の歌「なかまがいるよ」を作り、それを共有することにより会員の連帯感を高め、地域の市民に向けて活動を発信する力を得ていました。仲間と一緒に声を出すことが連帯を促すことに改めて気づかされました。

人間が生きていくためには、「食べること」、「呼吸をすること」、「声を出すこと」は、基本的かつ本質的な行為です。しかし、日頃の多忙な生活の中では、この三つの大切な行為がおろそかにされがちです。ここでは、釧路支部でお話しした内容、「食べること、息をすること、声を出すこと」から、生きることについて再考したいと思います。

生きることとは外界とのやりとり

四〇代前半、わたしが大学病院で勤務していた時、大学病院での医療のあり方に疑問を感じさせる出来事が、いくつも重なって訪れました。「医療ってなんだろう」、「生きるってなんだろう」、「いのちとはなんだろう」と悩み、本を読みあさっていました。その中で、わたしの印象に強く焼き付けられたのは、中川米造氏の次のような言葉でした。

「生きるとは外界とのやりとりをすることである」。

わたしは、この言葉に、「生きるとはなにか」を知り、「生きることを支える医療とは何か」をより深く考えさせられました。

動物である人間の身体が外界とやりとりをする活動を物質面で考えれば、「食べること」、「息をすること」が基本的な活動です。そして、人は、見ること、聞くこと、嗅ぐこと、味わうこと、触れることの五感を通して外界をとらえ、能動的に反応することで活動し生きています。

食べる時には、五感を働かせて感じ、外界の物質（食べ物）を口に入れ、身体の中にとりこみます。ここで身体の中にとりこむと表現しましたが、実は口から入れて食べるだけで身体の中に入るわけではありません。なぜなら口から肛門までの消化管の中という空間は、身体にとって外の世界なのです。食べる行為は、消化管内という空間に外界の物質を運ぶという行為であり、その空間も人体にとって外界なのです。消化管内で食物が消化され吸収された時、初めて外の物質が身体の中に入ります。

つまり、人間の身体を模式図で表せば土管のようなものであり、土の部分が身体であり、管の内腔が消化管内に相当します。ですから、消化管内を通過する食べ物は、身体にとっては外界を通過する物質なのです。

消化管内を通過する物質を物理的・化学的に小さくすることが消化であり、腸管の粘膜を通して小さな物質を身体内にとりいれることが吸収です。食べ物は消化・吸収されることで初めて身体内に入ります。そして、吸収された物質は、身体内でエネルギー源や体を構成する物質の材料として利用されます。

このように考えると、食べる行為は、外界の数ある物質の中から物質Aや物質Bを選び、それらを身体に近接する空間である消化管内を通すという行為なのです。食べ物が消化管内を通過する間に、消化と吸収が行われ、身体内に入ります。消化管では、まさに、外界と身体の間で物質のやりとりが行われているのです。

消化管内に何を通過させるのかは、人間の意志によってコントロールできます。いつ、何を、どのように調理し、何と組み合わせて、どのような順番で消化管内を通過させるのかを、自分の意思で決定できるのです。このことは、人間が外界とどのように物質的やりとりをするかを決定することであり、動物が生きる上で最も重要な行為なのです。

普段、何気なく食べ物を食べていますが、それは外界と物質的やりとりを行うための行為なのです。何を食べるのかをおろそかにしてはいけない理由が、ここにあります。

腸内細菌との共生

食べることには、もう一つの重要な側面があります。それは、腸管内の細菌叢を養うことです。腸管内に生息する微生物、腸内細菌と人間は共生の関係にあり、人間の健康に重要な役割を果たしていることが近年明らかになってきました[37]。

腸内細菌叢《ちょうないさいきんそう》(腸内フローラ)として、腸管内には一〇〇兆を超える細菌が生息し、活発に活動しています。細菌の重量は一~一・五kgあり、人体最大の臓器である肝臓にも匹敵する大きさであり、活発な機能を果たしているのです。

腸内細菌叢は、免疫を増強したり、アレルギーとも関係し、血中コレステロール値にも影響を与えます。さらに、うつ状態などの精神状態やストレスに対する反応、社交性などの性格にも影響を与えることが明らかにされてきました。

腸内細菌叢は摂取する食物によって変化します。例えば、食物繊維は腸管内細菌の餌になり、善玉の細菌叢の生息に大きな影響をあたえます。そして、悪玉腸内細菌は、たんぱく質や脂質が中心の食事・不規則な生活・各種のストレス・便秘などにより腸管内に増えます。そして、悪玉菌の増加は、肥満、糖尿病、大腸がん、動脈硬化症、炎症性腸疾患などの疾患と関係するのです。ですから、食べ物を選ぶときには、自分の好みだけでなく、善玉の腸内細菌が喜ぶような食べ物を選択することも大切なのです。

人間は自分の意思によって食べ物を選択し、腸管内という人体にとって外界である空間に運び、そこで物質のやりとりをします。それだけではなく、そこには腸内細菌叢が共生しており、良い細菌を育てる意思も健康を保つ上で重要なのです。

生きることと息をすること

物質レベルでの身体と外界とのやりとりを考える時、呼吸も、基本的かつ重要な活動です。呼吸をすることで、人体は外界から酸素を取り入れ二酸化炭素を排出します。そして、食物より得られた物質を呼吸によりエネルギーに変換し活発な活動が可能になります。

日常生活では、わたしたちは自分の意思によって呼吸をコントロールしているわけではなく、自律神経によって無意識下に呼吸は調節されています。しかし、意思によって、ある程度は、呼吸をコントロールすることができます。そして、意識的な呼吸のコントロールにより、自律神経を整えること、精神状態を整えることが可能となります。呼吸のコントロールは気持ちを落ち着ける作用があり、健康の増進につながるのです。

ヨガや坐禅など、宗教的修行の中で呼吸のコントロールは重要な位置を占めます。調身・調息・調心といわれてきたように、呼吸の調節が精神状態と関連することは、昔から知られていました。

最近、医療の分野で注目されてきたマインドフルネスでは、自分の意識を呼吸に向けることがすすめられます。そのことが、ストレスの軽減や集中力の向上、感情の調整、睡眠の改善などにつながることが科学的にも立証されてきたのです。

以上のように、呼吸は生命の基本的な活動として、単に身体的に酸素をとりいれエネルギーを利用させるというだけではなく、健康全体に大きな影響を与えるのです。

生きることと声を出すこと

声を出すことは息をすることの延長線上にある行為です。

ヒトは動物界の中で、身体的能力面においては弱小な動物ですが、言葉によってコミュニケーションをとり集団社会をつくり、生息し繁栄してきました。ヒトは、声を出すことで認知革命を起こし、周囲の人と情報、感情、魂のやりとりが可能となり、その関わりによって生き抜いてきた動物なのです。

つまり、声を出すことは、物質レベルでの外界とのやりとりとして、食べることや呼吸することと同様に人間にとって重要な活動なのです。

声の五つの要素

あなたは普段の生活の中で、どのように声を出しているでしょうか。多くの人はそんなことをあまり意識もしていませんが、劇作家・演出家の鴻上尚史氏は、声には、1．大きさ、2．高さ、3．速さ、4．発語の間、5．音色の五つの要素があると述べています[38]。

「声の大きさを何種類使い分けていますか？」と問われ、すぐに答えられる人はまれです。

一人でつぶやくとき、二人が対面で話すとき、そして、複数の人とグループで話すときと考えると、最低三種類の大きさが必要そうに思われます。しかし、鴻上氏は、多くの人が一種類や二種類の声の大きさしか使い分けられていないと述べています。

確かに、電車の中で二人が話しているのに、周りの人が迷惑するほど大きな声でしゃべっている人がいます。六人で会食していても、隣の人にしか聞こえないほどの小さな声で話している人もいます。また、二人で話す時にも、話の内容によっては音量を下げたほうがよい場合、上げたほうがよい場合もあるでしょう。

声の音量は、鴻上氏がいうように、三種類だけで十分ということではなく、ＴＰＯに応じてもっと変化させることが大切なのです。


声の高さについてはどうでしょう。高さにはもっと多くのバリエーションが必要ですが、男性では一種類、女性では二種類しか使い分けていないことが多い、と鴻上氏は述べています。

女性は、電話がかかってきた時に、最初は「はい、もしもし」と、よそゆきの高い声で応答しますが、家族や友人だと知ると急に、「なーんだ」とばかりに高さを下げます。男性も初対面で緊張している時には高い声であり、リラックスすると低い声になります。低い声であっても、それが暖かくて低い声であれば癒しの効果を持ち、ドスのきいた低い声は他人を脅すことに有効です。同じ高さであっても、音色によって表現が異なります。

一方、高い声では、ソプラノの澄んだ高い声には聴く人の心を洗ってくれるような清々しさを感じますが、そんな人と家庭で一緒に暮らしていると気が休まらないかもしれません（と密かにわたしは想像し心配しているだけです）。また、マンガのキャラクターのような高い声を出す人がいますが、わざとらしく感じられるため、わたしは苦手です。

声の大きさや高さ以外にも、声の速さ、声の間、声の音色などを使い分けることで、その人の話す表現力は豊かになると鴻上氏は述べています。

わたしたちは日常生活の中で一体どれだけ自分の声を意識的にコントロールできているのでしょうか。

自分の声を好きになる

録音した自分の声を聞くとゾッとするという人がとても多いそうです。『8割の人は自分の声が嫌い』のタイトルをつけた本が出版されていることからもわかるように、自分の声を好きではない人が多いのです[39]。

著者の山﨑広子さんによれば、自分の声が嫌いな人の多くは、自分自身に対して否定感を強く持っているのだそうです。そして、声の中に「自分が嫌っている自分の本質」が表れているとか、声が「本当の自分のものではない」ことを感じているのだそうです。

自分の声を好きになるための方法として、自分の声を録音してそれを聴き、自分が好きになれる自分の声を見つけだす練習をすることを山﨑さんはすすめています。それぞれの人には、その人の身長や体格、体型にあった声（オーセンティック・ボイス）があり、そんな声を発声することができれば、それは自分にとっても気持ちよく、他人にとっても心地よい声になるというのです。

周囲の人とよいコミュニケーションをとるために、自分本来の声を見つけることが不可欠なようです。

声に出して伝えること

人間が声を発して何かを伝えようとする時、伝えるものとして知識（情報）と感情と魂があります。

伝えるものが知識だけなら、音としての記号が伝わればよいのであり、機械に任せてもよいし、それは文字や画像に置き換えてもよいでしょう。ところが、相手と対話する時には、感情や魂からの声を伝えるために、声の表現力が大切になります。

自然科学の教科を講義するのであれば、機械的な音読でもよいのかもしれませんが、詩の朗読や歌を機械任せにすることはできません。伝わるものが圧倒的に少なくなるからです。つまり、感情や魂に伝えるためには、機械読みでなく表現力が大切になります。

YouTube上には、音楽に対するリアクション・ビデオというジャンルがあります。歌手の玉置浩二さんの歌に対するリアクション・ビデオを観ると、玉置さんが歌うことで、日本語を全く理解していない外国人が、イントロだけで感動したり、聴いている間に泣き始め涙を流すなど、歌の内容や意味が、音声だけでかなり精確に伝わっていることがわかります。言葉の記号ではなく、その声が発する音から感情や魂を感じているのです。

わたしたち医療者は、今まで日常会話の中で、声を出すことにあまりにも無頓着でありすぎたのかもしれません。例えば、病を抱えた人と話す時には、医学上の知識を伝えるためだけではなく、感情や魂のレベルにまで届く声を出すことが求められていたのではないかと思います。病を抱えた人は、感情や魂に響く言葉に対して、より敏感になっています。そうであれば、わたしたちは、普段からの声の表現、声の五つの要素について、もっと敏感になり、話す表現力を高めることが求められているのです。

ヨガ教師である三浦久子さんが女性としては低音の落ち着いた魅力的な声を出していることが気になっていたのですが、ブログ上にボイストレーニングを受けているという記事を書いているのを見て、わたしもそのトレーニングを受けてみたいと思いました。その直前に「ありがとう断食道場」に行き、声を出すことの大切さを意識していた時期でもありました。「ありがとう断食道場」は町田宗鳳《まちだそうほう》さんが開かれている二泊三日のプチ断食のための道場ですが、単に断食するだけではなく、そこでは「ありがとう禅」を同時に行い、「ありがとう」を大きな声で唱えて心身の浄化をはかるものです。(86) わたしも十回以上参加しており、その効果を感じています。

そんな経緯で三浦さんから紹介してもらい、わたしはミニー・P先生の下でボイストレーニングを受けることになりました。その甲斐もあって、徐々に自分の声を好きになることができました。そして、三年ぶりに参加した研究会で司会をした後に、「先生の声がとても聞きやすくわかりやすくなった」と参加者の一人から言われ、わたし自身もその効果に驚きました。

最初は二オクターブほどであった声の音域も、今は五オクターブ（低音や高音はまだ薄い声なので、歌で使える声ではありませんが出すことに意味があるそうです）まで広がりました。この経験から、声の出せる限界を自分で決めつけていたことにも気づかされました。「もうこれ以上高い声は無理です。出せません」と言っていても、「出ますよ」と言われて出しているうちに、その音が出せるようになったのです。

この声のトレーニングは講演や講義などの対外的な活動にも影響を与えただけでなく、自分自身で限界を決めつけてはいけないことを教えてくれました(40)。

感情を言葉にのせて表現するということ

自分の感情を表現することを悪いことだと、あなたは考えてはいないでしょうか。

現代社会では、理知的に行動することが求められ、感情に振り回されず、感情を抑圧し行動を律することが良いこととされます。特に、怒りや悲しみ、苦しみなど、負の感情は表に出さないこと、他人に気づかれないようにすることが大切だとされています。

結果として、現代人は感情を表出することに抑制的になり、感情を上手く表現する練習を怠ってきました。わたし自身も医療の中で患者さんと対面するときには、なるべく感情を表さないことを心がけていました。

しかし、感情は人間が生きていく上でとても大切なものです。感情に振り回されて周りに迷惑をかけるのでなければ、感情を持つこと、それを表現することは必ずしも悪いことではありません。理性や知性と相反するものでもありません。ここからは、感情を表現することについて考えてみます。

どのような感情があるか

感情は五感としての感覚や身体感覚とも関係性が深く、人間の身体からの反応として表れます。感情は、快と不快（苦）、興奮と沈静の二つの次元でとらえられます。さらに、三つ目の次元として、緊張と弛緩を加える人もいます。

ポール・エクマンは、どの民族、どの地域に住む人にとっても変わることのない普遍的かつ生得的である人類の基本情動として次の六つをあげています。喜び（Joy）、悲しみ（Distress）、怒り（Anger）、恐れ（Fear）、驚き（Surprise）、嫌悪（Disgust）。この基本情動は、急激に発動し数秒間持続する特徴があります。

それらに加えて、愛(Love)、罪悪感(Guilt)、羞恥心(Shame)、てれ(Bashfulness)、決まり悪さ(Embarrassment)、誇り(Pride)、嫉み(Envy)、うらやましい(Jealousy)などの情動が高次認知的情動として分類されます。これらは基本情動と理性が結びついて出てきたものです。これらは、基本情動と同様に普遍的ではあるけれども、文化的な差異があります。そして、高次認知的情動は、基本情動に比べて、ゆっくりと立ち現れ、ゆっくりと消えていくことが特徴です。

これら全ての情動は身体を守る、生命を維持するための身体反応です。まず、身体反応があり、それを声で表現することで仲間と共有しようと生まれたのが、感情を表す言葉です。

感情労働のむずかしさ——感情を言葉に表さない

人間が自分らしく生きていくためには、感情を表現することが大切です。感情の豊かな表現の中に真の幸福は感じられます。しかし、現代人は理知的であることを強いられ、感情を表現する機会が少なく、感情の表現を苦手としています。

感情労働という言葉があります。肉体や頭脳を使う肉体労働や知識労働ではなく、感情を酷使する労働に対して用いられます。客室乗務員や看護師などが感情を押し殺すことが強いられる職種としてあげられます[41][42]。しかし、現在では、それらの職種だけでなく、他の多くの職種でも感情労働である割合が増えています。

感情を酷使すると言っても、実際には感情を押し殺すことを強いられているのです。そのことを続けているうちに徐々に感情を失っていきます。特に看護師は、共感しなさいと言われながら、感情を押し殺すことが求められ、心の行き場を失ってしまうことになるのです。

感情を言葉に表すことで、より細やかに、より豊かになる

言葉に表すこともできないほどの感情（例えば喜び）という表現がありますが、感情の表現手段は言葉だけではありません。歌や音楽、絵画、演劇や映画など芸術的・文化的な活動も感情を表現する手段です。

しかし、自分の感情を伝えて他の人と共有したい時に、最初に選ばれるのが言葉です。うまく伝えるためには、感情を言葉として表現すること、音として発することの練習が必要です。上手く感情を表すためには、表すための言葉を探す、言い回しを選ぶ、表現法を身につけるという三ステップが必要です。

ソムリエがワインを味わう時、香りを表現する言葉として、果実、花、ハーブ、スパイス、動物系など一〇〇個以上の言葉を語彙として持つそうです。そして、その言葉の組み合わせを使って表現することで、香りに対する感覚がより敏感になり、より豊かになっていくのだそうです(43)。

同様のことが、感情の表現にもあてはまりそうです。わたしたちは普段から自分の感情を表現する言葉を大切にし、語彙を増やしてそれらを組み合わせ、言葉として表現することにより、感じられる感情がより豊かになるのではないでしょうか。

最近、味覚を言葉で表現することの重要性に気づかされた面白い話題があります。

味覚は、世界的に甘味、酸味、塩味、苦味の四つが知られていました。しかし、二〇〇二年になって、うま味が五つ目の味覚として認められました。わが国では、以前からうま味が味覚の一つとして認識されていましたが、海外では認められていなかったのです。

一九〇八年、東京大学池田菊苗博士により、昆布だしの主成分としてグルタミン酸が抽出・発見され、その味がうま味と名付けられました。その後、うま味は鰹節に含まれるイノシン酸や干し椎茸に含まれるグアニル酸でも感じられることが明らかにされ、日本人の間では味覚の一つとして確立していました。

二〇〇二年になって、L-アミノ酸の味覚を受容する分子としてT1R1/T1R3が同定されました。味覚の受容体の発見から、うま味という味覚の存在が科学的に証明されたのです。それ以降、世界の料理人の間でうま味が注目され、フランス人シェフなどが、うま味を使った調理法を学ぶために日本にやってきました。メタボリック・シンドローム（肥満、高血圧、糖尿病、脂質異常）が医療上重要な課題となり、塩味や甘味に代わる味覚が求められていた時期でもあり、より注目されることになりました。

実は、グルタミン酸は、トマトやタマネギ、ブロッコリー、チーズやマッシュルームなどにも多く含まれており、イタリア料理でその味覚は利用されていましたが、うま味という味覚として意識されていなかったのです。

日本ではうま味という言葉でその味覚が共有されていたために、この味覚に対してより意識的になり、より敏感になったのです。客がうま味を求めるから、料理人はうま味を利用した料理をつくり、料理人がうま味を利用した美味しい調理法を開発したから、客がその料理を求めるという循環が生まれ、わが国にうま味を生かした豊かな食生活が創造されたのです。

感情を表す言葉から感情を共有する

うま味という味覚の感覚とそれを表す言葉の関係性を述べてきましたが、同様のことは感情についても言えそうです。ディラン・エヴァンズは『感情[44]』の中で次のような体験談を紹介しています。

ティムは私がバンドに加わってくれて、どんなにうれしかったかということを語った。私は、その言葉が私の中にもたらした強烈な反応を、今なお、鮮明に思い出すことができる。

温かい波が腹部から湧き上がり広がってゆき、あっという間に私の胸をいっぱいに包んだのだった。それは喜びのたぐいのものだったけれど、今まで経験したどの喜びとも異なるものであった。それは、私が誇りをもって友人と呼べる人たちから受け容れられ、その人たちとの間に強い絆を感じ、また、尊重されているという情感であった。私は、それまで味わったことのない新しい感覚に衝撃を受け、一瞬、言葉をなくした。……私だけがそうした経験を有しているわけではないことは確かであろう。何百万というサッカーのファンや宗教崇拝者は毎週末、同じような経験をしているように思われる。そしていまだに、そのことをぴったりと言い表す英語の言葉はないのである。……日本においては、そういう言葉があるようである。「甘え」という言葉は、「他者から完全に受容されているということに対して覚える安楽さ」を表し、これは私がティムの言葉から感じたものにほかならない。……何年もたってから「甘え」に関する記述を読んだときに、すぐに、それが、あの晩、ティムの家で私が感じた情動を言い表すものだと悟った。世界中の人がこうした情動を経験するに違いないが、その情動を言い表す言葉を持っているのは、そのうちのごく一部に限られているのである。

土居健郎の『甘えの構造』(45)で、「甘え」の感情は日本人に特有のものとして解説されていますが、実は欧米人にも同様の感情があるというのです。ただし、その表現法がなかったのです。ある感情を表現する言葉をもつことにより、その感情は周囲の人と共有しやすくなり、その感情に対して敏感になり、より感じられやすくなります。そうやって、ある特定の感情がその言葉を使う地域で共有され育まれ、文化になっていくのです。

一方で、ある感情を一つの言葉として表現すると、聴く側は感情をその言葉に分類することになり、それ以上深く知ろうとせず耳を閉じてしまう側面があることには注意が必要です。

ワインの香りが一つの言葉で表されるのではなく、言葉をいくつも重ね合わせることによって豊かな表現になっているように、人の感情も一つの言葉で片付けられるものではなく、いくつもの言葉の組み合わせの中で表されます。一つの単語は感情を表すための第一歩でしかなく、それらを積み重ねた言葉の表現から聴き手は相手の感情の複雑さを想像することができます。

こうして感情は言葉で表されることになるのですが、それは文字記号としての言葉だけではなく、声の質や話す人の表情でも表されます。

いのちにとっての多様性

人間の細胞の多様性

多様性を大切にしようと最近よく話題になりますが、いのちにとって多様性にはどのような意味があるのでしょうか。いのちの視点から多様性について考えてみたいと思います。

まず、一人の人間の中で、いのちの多様性について考えてみます。人のいのちは、卵子に精子が結合し受精卵という一個の細胞が生まれた時点で授かります。そして、その受精卵が分裂を繰り返すことにより、多くの細胞のかたまりとなり成人になっていきます。

ヒトには髪の毛から足の爪先まで、脳、眼、鼻、肺、心臓、肝臓、胃、小腸、大腸、腎臓、膵臓、筋肉、骨などがあります。それぞれは形や働きが全く異なる臓器ですが、それらの全てが同じ遺伝子をもつ細胞からできています。同じ遺伝子をもつ細胞が、分裂を繰り返している間に、その細胞として特有の位置を占め、その場に応じた特有の形や働きをもつ細胞に変化していきます。その上で、全体としては一人の人間として、高度な機能を持つ動物として生きています。

各細胞はそれぞれの存在する場で、周囲から様々な信号を受け取り、その場に応じた細胞へと成熟し要求された機能を発揮することになります。

多能性幹細胞と呼ばれている状態の時には、色々な細胞に分化する能力をもっていますが、いったん成熟すると通常逆戻りすることはありません。山中伸弥教授が二〇一二年にノーベル賞を受賞したのは、人間の皮膚や血液などの成熟した体細胞に少数の因子（多能性誘導因子）を導入することによってｉＰＳ細胞と呼ばれる多能性幹細胞に戻すことに成功したからでした。

細胞が成熟するということは、別の見方をすれば多くの可能性を捨てさり、その場の要求に応じることのできる成熟細胞に変化していくことなのです。

まれに、成熟した細胞が子ども返り（幼若化）することがあります。それが、がん細胞です。がん細胞は、周囲からの要求を配慮せずに貪欲に増殖し、周りの細胞から栄養や酸素を奪いとり、周囲に広がることで、他の細胞を痛めつけます。さらに、位置する場で求められている機能を発揮することがなく、他の臓器にも転移し、身体の中で増え続けるヤンチャな細胞なのです。

東京大学病理学教授であった森亘先生が、「現代社会の人類は、地球にとってがんのような存在である」といわれたのは至言だと思います。

多様な形と機能をもつ成熟した細胞同士は、細胞間で信号のやり取りが行われ、そのネットワーク信号によって人間は一個の生命体として高度に統合されています。

かつては、脳が全ての活動の司令塔であり、脳からの命令で全身の細胞が動いているように考えられていましたが、現在では、脳を介さずに、それぞれの臓器間、それぞれの細胞間で様々な信号のやりとりが行われて、全体としての調和が保たれていることが明らかにされています。

結局、一個の細胞から分裂した同じ遺伝子を持つ細胞が、成長する過程でその位置する場に応じて信号を受け取り、様々な形と機能を備えた多様な細胞になります。そして、それぞれの成熟した細胞は、細胞間で信号のやりとりを行うことで、場に求められる機能をはたし、人間全体として統一された個体として高度な機能を果たしているのです。

人間の発生から発達において、いのちの多様性への変化が実現されているのです。このことは、まさに神秘的なことだと思います。

社会の中の多様性

多様性は二一世紀の人類にとっての重要テーマです。生活の様々な場面で多様性が求められています。多様性は、単に少数者や弱者の差別をなくそうとする用語ではなく、多様性がいのちの活動の本質であり、人々の間にも多様性があることがその社会の、そして人類全体にとっての強みにもなるのです。

ところが、わが国では同調圧力がとても強く、多様性を許容しない風土があります。そして、多様性に対して不寛容であることは、障害や難病を持つ患者さんにとって、住みづらい社会になります。以下に、多様性の観点からわたしが最近疑問に感じた事例をあげます。

個性的という表現は人によって様々に受けとめられます。個性的という言葉をわたしは褒め言葉と考えていますが、多くの人は、個性的という言葉を、「変わった人であることを遠回しに表現する」言葉として使っているようです。個性的は、本来その人がもつ良い面が発揮されている時、いのちが耀いている時に使うべき言葉ではないかとわたしは思います。

大阪の府立高校で、生まれつき自毛であり色素が薄い少女に対して、黒髪に染めることを強要する事件がありました。茶髪の学生の存在が学校の評判を落とすからという理由による指導だったそうです。高校生が髪を染めたり脱色することは望ましくない、不良化につながるという、世間の目を意識した行動なのです。

就職活動をする大学生の服装（リクルート服）が最近はほとんど黒一色です。企業が黒いスーツで来るようにと指示しているわけではなく、学生が自主的に黒を選んでいるようです。紺やグレー、茶色などの色でもよいはずですが、周りと同色にしなければ不安を感じる学生が多いようです。就職活動対策のマニュアルやネットからの情報により、画一的になっているのかもしれません。

受動喫煙の防止対策をめぐり「がん患者は働かなくていい」と発言した代議士がいました。がんの治療後に生活している人が数多くいる中でのこのような発言です。健康な人だけで効率的な社会を創りたいという思想が背景にあります。このことは、がんの治療後に働いている人に心理的な圧迫をもたらします。

堀江貴文氏のツイッター上の発言はもっと直接的です。「そういう人は働いたほうが社会全体の富が減って結果として自分も損するって事に気づいてない。生産効率の悪い人を無理やり働かせるために生産効率のいい人の貴重な時間が無駄になっているのだよ」、「あのさ、俺、差別発言なんかしてねーよ。障害者だろうが健常者だろうが働いたらその分社会が損する奴がいるって書いただけ」、「障害のあるなしと仕事のパフォーマンスはあんまり相関性ないよ。クズは障害がなくてもクズのまま」。

生産性や能率・効率を上げることだけを善とする経営者や政治家が、障害や病気をもつ人が働くことを無駄だ、隔離したほうがよいなどと発言しているのです。


能率や効率を最優先し、国民をお上が管理するという社会は、わが国では明治維新に始まり、軍国主義と経済第一主義の中で進んできました。そのような社会に決別をつげ、成長から成熟へ、多様な人の存在や価値観が認められる、障害者や病者も健常者と一緒に、それぞれの役割を果たすことができる社会へと進むことを、二一世紀は呼びかけています。

同調圧が高く多様性が許容されない社会の中で、がんや難病を抱えた人が連帯し、協働していることは、新しい時代の曙光のように感じられます。社会の中で多様性を尊び、それを楽しむ社会創りへの第一歩に相当する歩みなのです。

いのちの尊厳と自己決定権

いのちの尊厳とは何をさすのか

二〇二〇年七月二三日、京都に住む筋萎縮性側索硬化症（ＡＬＳ）の女性がＳＮＳ上で知り合った医師による嘱託殺人のために死亡した事件で、二人の医師が逮捕されました。この事件だけでなく、「人生の終末期医療のあり方」や「いのちの尊厳と医療」について考えさせられる事件が最近続いています。

二〇一九年一一月、厚生労働省が人生の最終段階の医療について話し合おうと呼びかける「人生会議」のポスターを作成しましたが、それが現在治療を受けている患者さんへの配慮を欠いていると患者団体から批判され炎上しました。その結果、ポスターの配付は中止となりましたが、その制作は電通を通して吉本興業に依頼したものであり、四〇七〇万円もの金額をかけて契約されていました。

二〇二〇年からの新型コロナウイルス感染症のパンデミックでは、欧米諸国の医療施設で高齢者には人工呼吸器を付けないなどのトリアージが施行されていることが報道されました。高齢者が若い人に機会を譲ることが美談として伝えられました。もちろん、本人が自ら進んで譲りたいのであれば問題はありませんが、高齢者は譲ることが当たり前だという論調には首を傾げたくなります。

わたしは、患者さんの意思を尊重する医療を大切にしたいと考えていますが、これらの事件からは患者さんの自己決定権の尊重が上滑りしているように感じられ、社会的な圧力のために患者の本来の望みとは異なる自己決定が迫られることを危惧しています。

ここでは、医療における自己決定権といのちの尊厳について考えたいと思います。

京都ALS患者の嘱託殺人事件

二〇一九年のALS患者に対する嘱託殺人のために逮捕された二人の医師は、女性患者Aさんとツイッター上で知り合い、頻繁なやりとりの末、Aさんの自宅を訪れて殺人に及びました。殺人事件の前に、Aさんからは計一三〇万円の金が二回に分けて振り込まれており、Aさんから依頼があったと報じられています。

二〇二四年三月五日の京都地方裁判所の判決では「短時間で軽々しく犯行に及び、生命軽視の姿勢は顕著で強い非難に値する」と述べられ、懲役一八年が言い渡されました。そして、京都地裁は、患者などから嘱託を受けて殺害に及んだ場合、社会的相当性が認められ嘱託殺人の罪に問うべきでない事案があり得るとして、最低限必要な要件として以下の四つが示されました。

【前提となる状況】前提として、病状による苦痛などの除去や緩和のためにほかに取るべき手段がなく、かつ、患者がみずからの置かれた状況を正しく認識した上で、みずからの命を絶つことを真摯に希望するような場合

・要件一：症状と他の手段——医療従事者は、医学的に行うべき治療や検査等を尽くし、ほか

の医師らの意見なども求め患者の症状をそれまでの経過なども踏まえて診察し、死期が迫るなど現在の医学では改善不可能な症状があること、それによる苦痛などの除去や緩和のためにほかに取るべき手段がないことなどを慎重に判断する。

・要件二：意思の確認——その診察や判断をもとに、患者に対して、患者の現在の症状や予後を含めた見込み、取り得る選択肢の有無などについて可能な限り説明を尽くし、それらの正しい認識に基づいた患者の意思を確認するほか、患者の意思をよく知る近親者や関係者などの意見も参考に、患者の意思が真摯なものであるかその変更の可能性の有無を慎重に見極める。

・要件三：方法——患者自身の依頼を受けて苦痛の少ない医学的に相当な方法を用いる。

・要件四：過程の記録——事後検証が可能なように、これらの一連の過程を記録化する。

京都地裁は、「被告は、Aさんの主治医でもなく、ALSの専門家でもなく、症状やカルテを確認せず、診察や面会すらしていませんでした。Aさんのこれまでの経過、現在の症状や予後の見込みなどを正確に把握しないまま、主治医や家族などに知らせることなく秘密裏に初めて会ったAさんに、一五分程度会っただけで殺害する結論に至り、経過についても検証可能なように記録化されていない。被告の行為に社会的相当性は到底認められず、嘱託殺人罪の成立を妨げるものではない」と判断し有罪としたのです。

この判決は概ね妥当なものであるとわたしは考えています。そこにケアの発想はなく、初めから死ありきの前提の下に被告はAさんに接触していたように思われます。

このような嘱託殺人を社会は許容してはならないのです。

尊厳死とは

この事件は致死薬を投与した死亡事件であり、積極的安楽死と分類されるものでした。「いわゆる尊厳死」には該当しません。尊厳死の前に「いわゆる」をつけたのは、わが国で一般的に使われている尊厳死は、消極的安楽死に限られているからです。ところが、尊厳死という言葉は、世界共通の定義がないために、使用する国や人によって都合よく使われていることが多いのです。

安楽死は、致死薬を患者に投与する積極的安楽死と、治療の差し控えや中止をする消極的安楽死の二つに分けられます。わが国では、消極的安楽死を尊厳死としていますが、米国オレゴン州の尊厳死法は、医師が致死量の処方箋や薬を渡し、患者が自分で服薬して自殺する、医師の幇助による自殺（PAS）、つまり積極的安楽死も含めて尊厳死としているのです[46]。

米国のブリタニー・メイナードさんへの「医師による自殺幇助」の事件がわが国で報道される際に、尊厳死という言葉が多用され、わが国の中で尊厳死の概念が混乱しています。

尊厳死という言葉を文字どおりに解釈すれば、「患者のいのちの尊厳を重んじて迎える死」であり、反対意見を唱えるものなどいません。尊厳死という言葉が耳ざわりがよいため、安楽死を推進する人たちの間で都合よく利用されてきたのです。

日本尊厳死協会の歴史

わが国でも、尊厳死法の成立を目指す活動は50年程前より始まっています。

一九七六年、産婦人科医であり国会議員でもあった太田典礼氏らにより、安楽死法の成立を目指して日本安楽死協会が創設されました。その後、同協会は一九八一年に積極的安楽死は含めないこととして、一九八三年に日本尊厳死協会に名称を変更しました。同協会は消極的安楽死を尊厳死と呼び、延命行為の不開始と中止を合法化するための「尊厳死法案」の成立を目指して、現在も積極的な活動をしています。ちなみに、人工呼吸器や人工透析を中止することは、その行為によって直後に死に至る行為であるために積極的安楽死のように誤解されやすいのですが、消極的安楽死に分類されます。

太田典礼氏の発言録に、次のような言葉が残されています。老人や精神病者は社会にとって不要な者であり、排除しようとする思想が背景にあります。

……ひどい老人ボケなど明らかに意思能力を失っているものも少なくないが、どの程度ボケたら人間あつかいしなくてよいか、線を引くのは難しいし、これは精神薄弱者やひどい精神病者にもいえることですが、むずかしいからといって放っておいてよいものでしょうか。……この半人間の実態はどこまでもあいまいなままになされているが、ぜひ明らかにしてもらいたいものです。人間の形だけしておれば人間なのか、そのためまともな人権が侵害されることになるのをどう考えるのか、どちらの人権が尊重されるべきか、もっと公平に論じて対策を立てるべきではないでしょうか。

京都ＡＬＳ患者の医師による嘱託殺人事件に対して、日本尊厳死協会はホームページ上に、次のような見解を表しました。

……尊厳死と安楽死は異なる概念であるということです。多くのメディアや有識者が両者を混同して報じられています。今後の議論を深めるうえで、二つの言葉をはっきりと区別して使って頂くことをお願いします。

協会はリビングウイルに基づいて延命治療を差し控え、充分な緩和ケアを施されて自然に迎える死を尊厳死と定義しています。それに対し、安楽死は積極的に生を絶つ行為の結果としての死で、日本では安楽死は一般的に認められておらず、自殺ほう助は犯罪です。報道されている情報のみで、今回の医師が行った処置の詳細が不明ですが、医行為としては社会的規範を逸脱しており、医師の倫理規定違反は明白で、到底容認できるものではありません。

つまり、京都の嘱託殺人事件は、尊厳死協会にとっても容認できる行為ではなかったのです。ところが、市民や医療関係者の間で、二人の医師を責めるべきでないという意見が数多く見られました。ツイッター上の本人とのやりとり、二回に分けてお金が振り込まれていることから、本人が死を希望していたことは明らかであり、患者の自己決定の下になされたという理由からです。「自己決定権を絶対視しようとする現代社会の医療観」、「生産的でない人間は不要であるとする優生思想」が社会全体に広まる中で、弱者が自己決定権による死を選択させられてしまうという可能性があることを、わたしは危惧します。

重い障害をもつ患者さんが「死にたい」と言ってきた時に、それを文字通り「死ぬのを手伝ってくれ」、「殺してくれ」と、とらえるのではなく、「死にたいと思うほどに苦しんでいる」と受けとめ、「その苦しみを少しでも和らげたいとケアをすること」が大切なのではないでしょうか。

社会における優生思想の広がり

優生思想は必ずしも遺伝的な優劣により人を差別することだけをさすのではありません。社会に役立つ人と役立たない人に分類し、障害者や高齢者など役立たない人を社会から排除しようとする思想なのです。

二〇一六年七月に神奈川県「津久井やまゆり園」の障害者殺人事件は、優生思想をもつ青年植松聖被告により起こされた事件です。植松被告は衆議院議長宛に「重度の障害者には生きる価値がない。社会に不幸をもたらすことしかできない」と書いた手紙を送っていました。そして、その考えは植松被告がやまゆり園に勤務していた間に形づくられ確信になってしまったのです。植松被告がそう考えるに至った背景には、彼が同施設で働く中で重度の障害者が社会から不要あつかいされ、隔離され見捨てられていると、感じた現実があったのです。

その空気を生んだのは、社会全体に蔓延する効率主義、生産第一主義です。

杉田水脈議員は『新潮45』に、「彼ら彼女ら（ＬＧＢＴ）は子供を作らない、つまり「生産性」がないのです。そこに税金を投入することが果たしていいのかどうか……このままでは社会の秩序が崩壊する」と論述しました（二〇一八年八月号）。

大西英男議員は、厚生労働部会で受動喫煙の防止について議論があった際、「がん患者は働かなくていいんだよ」と発言しました（二〇一七年五月）。

麻生太郎副総理（当時）は、社会保障制度改革国民会議で、余命わずかな高齢者などの終末期の高額医療費に関連し、「死にたいと思っても生きられる。政府の金で（高額医療を）やっていると思うと寝覚めが悪い。さっさと死ねるようにしてもらうなど、いろいろと考えないと解決しない」と発言しました（二〇一三年一月）。

石原伸晃自民党幹事長（当時）は二〇一二年二月にBS朝日で次のように発言しています。

「社会の最下層の方々で身寄りもない方の末期医療を担ってる所、そこに行くとほんと考えさせられますね。この五年間で何が変わったかって言えば、胃瘻ですよ。意識が全くない人に管入れて、生かしてる。それが何十人も寝ている部屋を見せてもらったとき、何を思ったかというと、エイリアンですよ。エイリアンの映画で、人間に寄生している、エイリアンが人間を食べて生きているみたいな。全く違うもんでありますけれども、そこで寝てる人たちはもう絶対戻らないと。そこで働いてる人に僕は実は感動したんです。（中略）反応はないんです。ただ語りかけながらその人たちを面倒看てる。こんなことやったらやっぱりお金かかるなあと。こりゃやっぱり医療は大変だと。」

これらは、生産的であることや効率と能率を優先し、生産に貢献しない者や弱者を社会から切り捨てることが正しいとする社会的風潮の中で行われた発言です。一連の事件がこのような風潮の中で起きたことに、わたしたちは注意しなければなりません。

障害や病気をもつ人の生きづらさ

障害や病気をもつ人、高齢者が厄介者とされ、社会のお荷物とされる社会では、障害者や病者、高齢者が生きる希望をもつことが難しくなります。誰もが障害者や病者になる可能性を持っているのであり、そうなった時にも安心して生きられる社会、役に立たないから生きていることに価値がないと考えなくてもよい社会を創ることが大切なのです。

優生思想が支配する社会では、弱者は生きる希望をもつことはできなくなり、自己決定による自殺へと誘導されてしまいます。ナチスが成立させようとしたドイツの安楽死法の草案（一九三九年八月）も、自己決定を前提としたものでした。

不治の病にあり、本人自身または他人に対して重大な負担を負わせている者、もしくは死に至ることが確実な病にある者は、当人の明確な要請に基づき、かつ特別の権限を与えられた医師の同意を得たうえで、医師による致死扶助を受けることができる。

しかも、この法案はヒトラーの独断によってつくられたものではなく、国会の多くの人の審議をへた上で法制化されようとしていたのです。ヒトラーは、むしろこの法案が通ることが政敵からのネガティブな攻撃材料になることを懸念して、法案の公布を拒否していたのです。

「健全な精神は健全な身体に宿る」とは

この言葉が病気や障害をもつ人をどれだけ傷つけるかを、あなたは意識したことがあったでしようか。この言葉を文字通り解釈すれば、健全な身体をもたない人は健全な心をもてないことになります。しかし現実には、そうではありません。障害や病気をもった人の中に健全な心をもつ人も多く、オリンピック選手など立派な身体を持った人の中に健全でない心を持つ人もいるのです。

この言葉の起源は、ローマの詩人ユウェナーリスの風刺詩の中の一節にある"It is to be prayed that the mind be sound in a sound body."にあります。本来は「健康な体の中にあるその精神が健全になることを祈るべきである」と訳すべき詩です。

幸福を得るために多くの人が神に祈る事柄（富・地位・才能・栄光・長寿・美貌）を一つ一つあげ、いずれも身の破滅につながるものであり、そのような願い事をするべきではないと戒めている詩であり、当時のローマ人たちの祈り方に対して皮肉を込めて説いた詩なのです。

ところが、軍国主義の時代の中で体を鍛えることを奨励され、ナチス・ドイツをはじめとする各国が「健全なる精神は健全なる身体に」を掲げて、身体を鍛えることを奨励するために利用され、標語となったのです。

「わたしを月に連れてって」

ナットキングコールが唱ったジャズのスタンダード・ナンバーの楽曲に「フライ・ミー・トゥ

ー・ザ・ムーン」があります。原題は「イン・アザー・ワーズ（別の言葉に言い替えれば）」です。「私を月に連れてって」という言葉を使ってはいるけれど、それは別の言葉に置き換えると「私を抱きしめて」という意味だと伝える歌詞なのです。つまり、言葉は表面的に解釈してはならないのです。

ＡＬＳの患者さんが「死にたい」ともらした時、その言葉を表面的に解釈し「死にたいから、それを手伝ってくれ」、「殺してくれ」と解釈してはいけないのです。「死にたいと思うほどに苦しい」と受けとめ、その苦しみを少しでも和らげようとするケアが大切なのです。

一時的には本気で死にたいと思うことがあるかもしれませんが、その時にすぐに死ねるようにしてはならないのです。その時期を超えると、また希望を持って生きられる日が来るかもしれないのですから。

「ＡＬＳになれば、もう生きている意味などない、幸せになんかなれない」と考えるのではなく、ＡＬＳになっても、あるいはどんな状況下にあっても生きる希望を見つけられるような社会を創ることが大切なのです。

ＡＬＳになったため人工呼吸器につながった生活を余儀なくされていても、飛行機を利用して海外旅行もするなど、明るく活発に活動を続けている患者さんがおられます。重い病気を抱えていても、元気に過ごしている患者さんが存在していること自体が、わたしたちにとっての希望です。その存在は社会の無駄ではなく、宝なのです。

わたしは、自己決定によって、特定の治療を受けないこと、差し控えることを否定しているわけではありません。治療を受けたり、治療を受け続けることに対して社会から圧力を受けたり、障害者や病者が強要されたいつわりの自己決定により社会から排除されることがない社会、障害をもっていたとしても楽しく生きられる社会を創ろうと唱えているのです。

危機への遭遇時にたどる「魂のらせん階段」

死の受容までの五段階説との比較

ドイツ、ハノーファー大学のエリカ・シューハルト教授は、世界各国の闘病記三〇〇〇冊以上から、重い病気や障害など人生の危機に直面した人の心理状態の変化を分析し、魂のらせん状階段として解説しました。危機に直面した後、①不確かさ、②確信、③攻撃性、④折衝、⑤うつ状態、⑥甘受（受容）、⑦活動、⑧連帯の八段階を移行するというのです（図6）[32][33]。

キューブラー・ロス博士は、『死ぬ瞬間』の中で、終末期を迎えている患者にインタビュー調査をして、①否認、②怒り、③取引、④抑うつ、⑤受容、と心理状態が変化し、死の受容に至る

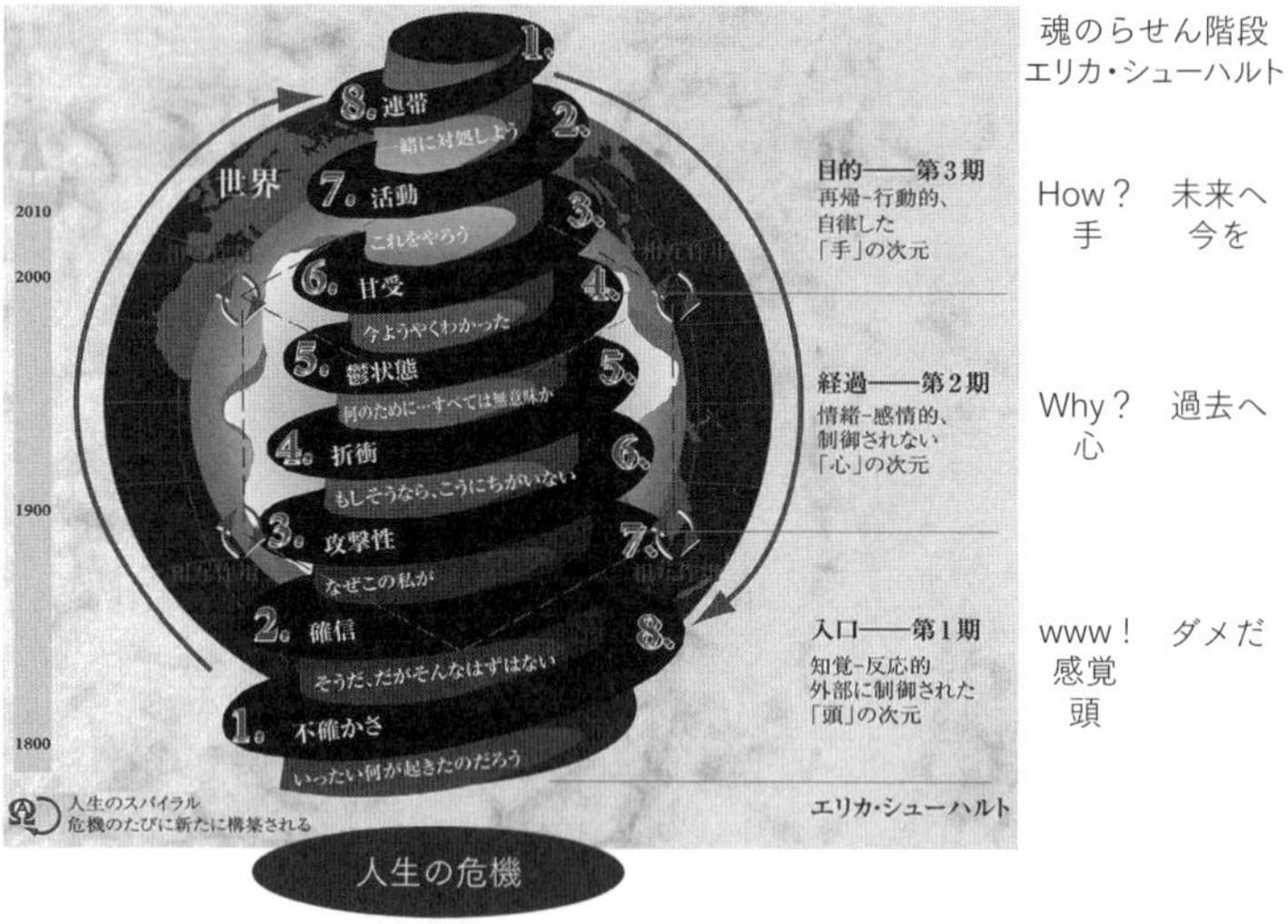

図6　魂のらせん階段（出典：エリカ・シューハルト『このくちづけを世界のすべてに』アカデミア・ミュージック、2013より引用し、一部改変）

ことを述べています。[47]

ロス博士の第一段階の否認は、シューハルト教授のらせん階段では第一段階と第二段階に分割されています。その後は、ほぼ同様の経過をたどり、ロス博士では第五段階で、シューハルト教授では第六段階で受容にいたります。ロス博士とシューハルト博士の受容へ至るまでの経過に類似点は多いのですが、両者の大きな違いは、魂のらせん階段では「受容（甘受）」の後に、第七段階の活動、第八段階の連帯が加わっていることです。

ロス博士が死にゆく人を対象にインタビューしたのに対して、シューハルト教授は難病や障害をもった人の闘病記を対象として調査したために生じた違いだと考えられます。闘病記の作者は、障害や病気を受容し、その上で、活動、連帯へと進んだ人であり、その結果として、闘病記を著すことができたからです。

受容のために必要とされるもの

病気を抱えながら生きていく過程の中で、受容（甘受：Acceptance）が最も大きな転換点です。重病でなくても病気の受容が難しい人もいれば、重病であっても短期間に受容に至る人もいます。受容に至るまでの各段階も、その経過には時間的な長短があり、途中で逆戻りすることもあり、個人差は大きいのです。

シューハルト博士は、受容に至るまでの視線は過去に向かっており、「Why?（なぜ）」という疑問に支配され、病気に対する意味づけができ受容すると、患者の視線は今、そして未来へと向かい、どのように生きるのか「How?（どのように）」へと関心が向かうと解説しています。「魂のらせん階段」を患者会などの集まりで説明すると、多くの患者さんから「わたしもそんな心境の変化（怒りやうつ状態など）を経験してきた」という感想を聞くことができました。

一方で、わたしの目には、すでに活動や連帯の段階に移っていると思われる人でも、「わたしは病気を受容なんかしていない」、「受容なんかできない」という声がしばしば聞かれました。なぜ、そのように思うのかと尋ねてみると、受容という言葉には「自分の病気がもう治ることなんかないと完全にあきらめてしまうこと、病気からの回復への希望を捨ててしまうことを感じるから、いやだ。わたしは受容なんかしていない」というのです。日本語の「受容」にはあきらめる（敗北する）という感じが強く、シューハルト博士が表現するドイツ語「annahme」や英語「acceptance」とは、言葉の持つニュアンスが異なっているのかもしれません。

シューハルト博士は、『なぜ、わたしが？』の中で「受容状態とは、ある平穏な状態として理解されるような単なるあきらめを意味するものではない」とも述べています。「現在の状況を、その時点でそうであるものとして受けとめ、そこを基盤に活動が始まっている状態」がannahmeであると説明しています。

被害者は自分自身が今なお存在していることに気づき、自分が一人ではないこと、自分の能力を利用できることに感動し、そして自分の思考能力や感情など人間としての十全な能力を忘れていたことを恥ずかしく思う。堰《せき》を切ったようにさまざまな経験が彼に降りかかり、世界が広がる。そして、ついに「やっと分かった」という理解にいたる。わたしはここにいる。わたしにはできることがあり、それをやろうと思う。わたしはわたしを受け入れ、わたし個人の独自性と共に生きる。この局面はそれゆえに受容状態（annahme）とよばれる。(33)

『このくちづけを世界のすべてに』の中では、annahme は受容ではなく「甘受」と翻訳されています。甘受は、「納得はできていないけれど、不本意ながら受けいれる」という意味であり、シューハルト博士の意図に近い言葉かもしれませんが、日常会話でそれほど使われる単語ではなく、ピンとこないという人も多いのではないでしょうか。「甘受」について以下のように説明されています。

甘受とは、決して課題を放棄していないことを意味しており、それはもう沈静化した状態として理解してよいものである。甘受とは、同意を伴う肯定といったものではない。手酷い喪失を進んで肯定する者など誰もいないが、危機の克服に際して、人は避けがたきものを認識することができる。そうすれば、自分の意識の限界をまたぎ超えることにより、甘受へと至るのである。(32)

わたしは、この annahme を「明らめる（あきらめる）」と翻訳してみてはどうだろうかと、最近考えています。現在の状況を理性的に、そし感情的に明らかにすることで、そこを出発点に活動するという言葉として、「明らめる」がよいのではないかと考えたからです。

人はなぜ意味を必要とするのか

受容・甘受に至るまで、why?「なぜ（わたしがこの病気に）」という問いかけがあります。わたしたちは、なぜ、苦悩をもたらした危機に対する意味づけを必要とするのでしょうか。

東京工業大学リベラルアーツセンターを起ち上げた上田紀行教授は、人類が狩猟社会から農耕社会へと移行したことにより生活スタイルや価値観が大きく変化し、今を我慢して努力し、生きる喜びを先延ばしにすることになったのではないかと述べています[48]。

人間は、道具を創り農耕を開始することで、生産性を飛躍的にのばし、繁栄することになりました。道具を創作し使用することには、活動を便利にするという意味があります。畑を耕し、種をまき、雑草をぬくなどの労働には、作物を収穫するため、成果を上げるためという意味があります。

人間は、このような生活の中で育ち文化を育んできたため、活動することに対して常に意味を求めてしまうのです。生物学的なヒトが、もしオオカミに育てられたなら、活動に対して意味など求めないのかもしれません。農耕社会の文化の中で教育され、育ってきたからこそ、わたしたちは自分の行動に意味を求めてしまうのです。

そして、意味を求める究極の対象が、生きることの意味なのです。

このように意味への思考回路をもつ人間は、危機に出会っても、危機に対して意味を求め、苦悩の意味、生きることの意味を求め、その意味を見つけだすことによって、先に進むことが可能となるのでしょう。

ところが、苦悩を体験した患者さんの話を聴くと、危機の意味を見つけだしたから活動するのではなく、活動することによって生きる意味が見つけられてきたという側面もあるのです。

フランクルが見いだした苦悩の意味

実存療法（ロゴセラピー）を生み出した精神科医ヴィクトール・E・フランクルは、ナチスの強制収容所に収監された体験を『夜と霧』に著し、どんな状況下でも人生には意味があると述べ、生命の危機に遭遇したときの苦悩の意味づけについて、次のように述べています[49]。

> 生命そのものが一つの意味をもっているなら、苦悩もまた一つの意味をもっているに違いない。苦悩が生命に何らかの形で属しているならば、また運命も死もそうである。苦悩と死は人間の実存を始めて一つの全体にするのである。

危機に直面した時、人は「なぜ、わたしがそんなことに？」と危機が訪れた原因を求めようとします。しかし、戦争や災害、病気によるものでは、その原因を見いだすことが困難であったり、原因に対して個人ではどうしようもないことも多いという現実があります。わけも分からずに不幸が訪れてしまい、避けようがないという不条理の世界なのです。

フランクルはこのような時に発想を根本的に転換すること、すなわちコペルニクス的転回を求めます。天文学者であるコペルニクスは、一六世紀に従来の天動説（地球中心説）に対して、太陽中心説（地動説）を提唱しました。彼は、地球が宇宙の中心であるという従来の考えを覆し、太陽を中心に地球が回っているという新しい視点を提供しました。このような根本的に視点や考え方を転換することをコペルニクス的転回と呼んだのです。

ここで必要なのは生命の意味についての問いの観点変更なのである。即ち人生から何をわれわれはまだ期待できるかがもんだいなのではなくて、むしろ人生が何をわれわれから期待しているかが問題医なのである。そのことをわれわれは学ばねばならず、また絶望している人間に教えなければならないのである。哲学的に誇張して言えば、ここではコペルニクス的転回が問題なのであると云えよう。すなわちわれわれが人生の意味を問うのではなくて、われわれ自身が問われた者として体験されるのである。(49)

危機の原因を外に求め（why）、その原因に対処し解決しようとする思考法から、今、この状況で何をできるのか、どのようにしたいのか（how）へと思考法を変えることもコペルニクス的転回です。シューハルト教授の甘受（受容）がその転回にあたります。

フランクルは生きることに意味があることを前提に、現在の危機にどのように応えるのかが問われ求められていると述べています。それは、フランクルが、過酷な収容所の生活の中で、苦悩の意味を見いだした人が生き延びられたことを目撃し、体験したことからの結論なのです。

フランクルは、危機的状況への絶望、苦悩に意味を求めていること自体が人生に意味を求めていることの証拠であり、すべての人間には「意味への意志」があると述べます。(50)

人生の意味への問いは、たとえそれが明確に語られようと語られまいと、本来的に人間的な問いであると見なされなければならない。したがって、人生の意味を問題にするということは、それ自体としては、決して人間の病的なものの表現ではない。むしろそれは、全く人間存在の本来的表現であり、まさに人間における最も人間的なものの表現である。

苦悩に意味づけをするためには、それまでの価値観や人生観を書き換えるという大きな作業にとりかかる意志を必要とします。それは、大きな困難を伴う作業ですが、他人まかせにすることはできません。

人間は苦悩に対して、彼がこの苦悩に満ちた運命と共にこの世界でただ一人で一回だけ立っているという意識にまで達せねばならないのである。何人も彼から苦悩を取り去ることはできないのである。何人も彼の代わりに苦悩を苦しみ抜くことはできないのである。[49]

人は、遭遇する様々な状況に対して応答しつつ生きています。その応答の仕方は各人毎に異なります。自分自身にとっての特有の応答の仕方を見つけるためには、過去にあった色々な困難の際に、自分がどのような感覚でとらえ、どのような感情がもちあがり、どのように思考し、そして、何を行ってきたのかを振り返ることが求められます。そして、その人が心の底（魂）から最も大切にしたいもの、本心から欲しているものを探しだし実行しようとすることが「意味への意志」なのです。

生きる意味を見つけるためのヒント

フランクルは人生に意味を見いだすためのヒントにと、三つの価値をあげています。

人間は——意味への意志——によって意味を探し求めるだけではなく、次の三つの仕方で意味を見いだしもするのです。先ず第一に、人間は何かを行ったり創造することの中に意味を見ます。さらに、人間は何かを体験したり誰かを愛したりすることの中に意味を見ます。

しかし、また人間は場合によっては、彼が直面する、どうすることもできない絶望的な状況においてもなお意味を見るのであります。重要なことは、人間が避けることも変えることもできない運命に出会ったときにとる態度です。その心構えと態度によって、人間は、その人にしかできない、あることを証明できるのです。そのあることとは、苦悩をひとつの業績に転換するということです[50]。

この三つの価値は創造価値、体験価値、態度価値と呼ばれ、どんな人でも、どのような状況下であっても、生きる意味を与えることを、フランクルは強制収容所での観察と自分の体験を通して述べています。そして、この三つには順序があり、態度価値は最後まで残される価値なのです。

さらに、「自分を待っている仕事、自分を待っている人」を見つけることができれば、生きる意味を見つけることが可能だと述べています。

また、自分を待っている仕事や、自分を待ってくれている、愛する人のことを心に思い描いている人は、決して自分の生命を放棄することはない。なぜならその人は、まさに自分の存在が「何のため」であるか、その理由を知っているし、そのため、ほとんどいかなる状況にも耐えることができると述べています。

自己実現のために生きようとするのではなく、生きるための意味を見つけることが人間には課されているという発想の転換が求められているのです。そして、フランクルはどんな状況にあっても、この三つの価値により生きる意味を見つけることが可能だと言っているのです。

すなわち、フランクルのいう「意味への意志」は、自分の本当の願い（魂願）や使命、その人が人生の中で最も大切としたいものを見つけだそうとする力です。人生の危機に際して現れてくる感覚、感情、思考によって、その人の人生をかけての本当の願いが浮き彫りになり、新たな活動を始めたり、新たな生き方が可能になると、フランクルは体験的に述べているのです。

そして、それは自己を超越したもの、つまり、自己中心的な欲求を満たすものでなく、他者のために生きることや、自己を超えた何かに奉仕することを通じて、真の意味を見いだすことができると主張しているのです。

感情や情動を通して生きる意味を見つける

生きる意味を見つけることの大切さをフランクルは説き、それは苦悩の中にこそ見つけられると述べています。なぜなら、日常の生活の中では、忙しさの中で心に気が向けられず、自分の本心から望んでいること、魂の願いなどを意識せずに暮らしていることが多いからです。

そして、わたしたちは理知的に生きようとする中で、「〇〇すべきである」とか、「〇〇しなければならない」という考えに支配され、自分の心からの願い、本心（魂願）を押し殺してしまい

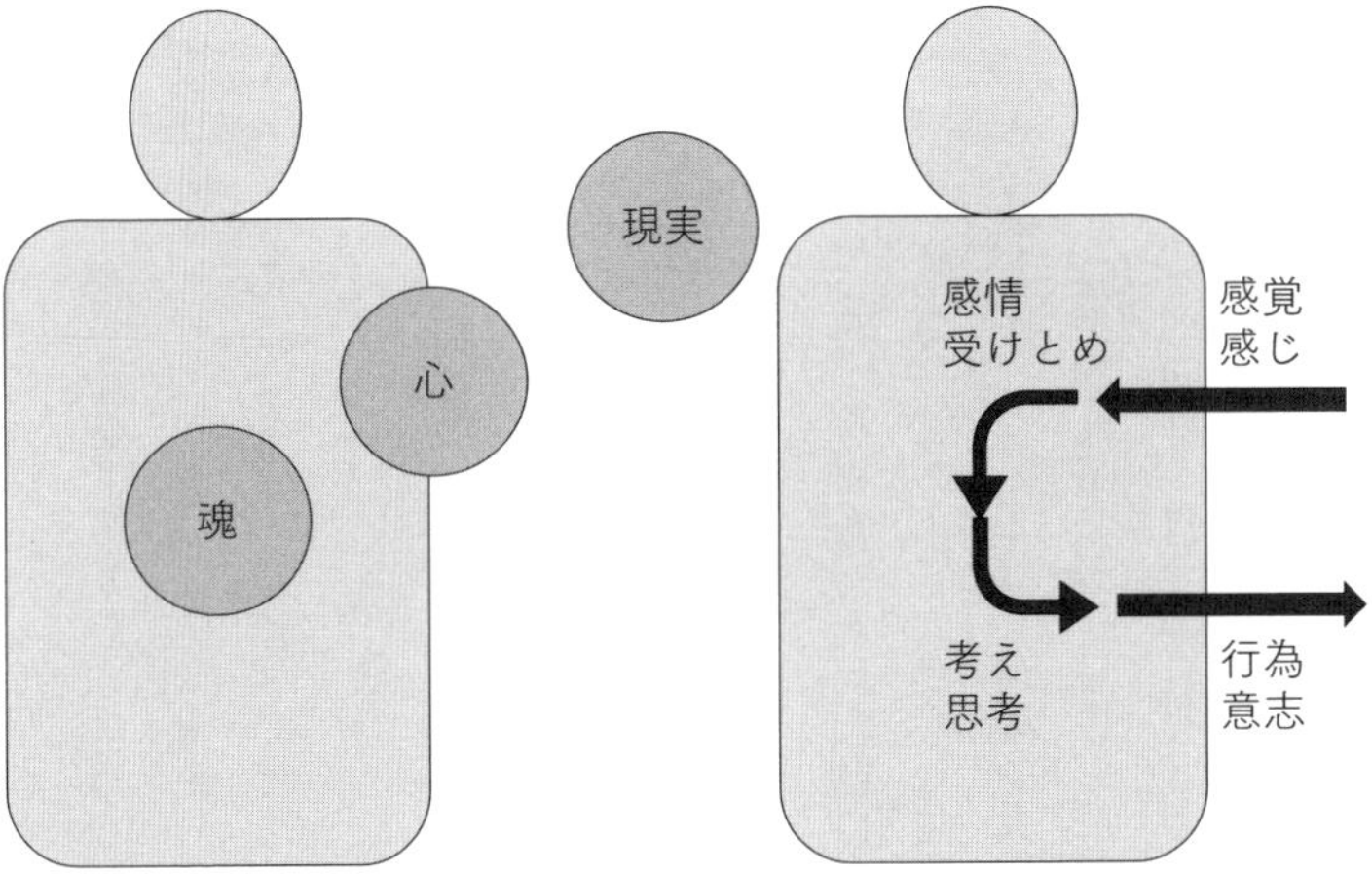

図７　現実と心と魂の図示（感覚、感情、思考、意志の関係図。出典：高橋佳子『もう一人の自分』三宝社、2024より引用）

ます。この理知的な考えは、その時代や地域、家族や地縁、業界などの常識に支配されているのです[31]。

高橋佳子氏は、「喜び」「怒り」「悲しみ」「楽しみ」などの感情を大切にすることを説いています。感情の揺れは、その人特有の身体的反応であり、それは魂の願いから揺り動かされるものであり、そこに本心が見つけられるヒントがあるというのです（図７）[31]。

また、出口光氏は、「嘆き」の中にその人の天命が隠されているという表現をしています[85]。「嘆き」は高次認知的情動であり、感情と理知が統合された感情であり、フランクルのいう良心から出るものであり、その人の心から望んでいるものを表しているのです。

このように日常の生活の中においても基本的感情や高次認知的情動を大切にし、再認識することが、その人にとっての生きがいや生きる意味を見つける上でヒントとなるのです。そのためには、怒りや悲しみがどのような時に起きるのか。嘆きや後悔はどんなことに対して感じているのか。ワクワクすること、楽しいことを大切にすること。理知的な抑制、今までの常識にとらわれていることなどを見直すことも大切です。そのためには、他の人と本心で対話できることが役立つことでしょう。

最後に、良心からの「声」、「直感」、「呼びかけ」と呼ばれるものの大切さをフランクルは述べています。神、良心、第三者は後半で述べる「いのり」の対象でもあります。

すでに述べたように、人間をその最も固有の人生の使命へと導くのと同じ直感が人生からの問いに責任を持って応える際にも人間を導くのである。この直感とは、良心に他ならない。良心は「声」を持ち、われわれに「語りかけてくる」――これは議論の余地のない現象学的事実である。このような良心の語りかけは、しかし、つねに答えとして生じるのである。ここで明らかになるのは、宗教的人間とは、心理学的に見れば、語りかけられる者として語り手を体験する人間であり、したがって非宗教的な人間よりもいわば聴覚の鋭い人間であるということである。自分の良心との対話においては――すなわち、この存在しうるかぎり最も親密な独白においては――彼の神が彼の相手なのである。[69]

II

第六章　医療は患者中心へと移行し、それが広がりゆく

インフォームド・コンセントの概念の広がり

現代医療が患者中心へと移行する起点は、一九四七年にニュルンベルク倫理綱領に発表されたインフォームド・コンセントに始まります。

この綱領は、第二次世界大戦中に、ナチス・ドイツの医師団が人体実験を行うことによって、多くの命が奪われたことに対する反省から生まれました。ニュルンベルクの国際軍事裁判で、ナチスが行った人体実験の詳細が明らかにされたことを機に、医学的研究の遂行が許されるためには、研究の対象となる人の自発的同意が必須であるとされたのです。

綱領の第一条に、次のように記されています。

「医学的研究において、被験者の自発的同意が本質的に絶対に必要である」

現代医学が科学中心になり、医学研究で科学的エビデンス（証拠）を示すことが重要視された結果、医師は科学者としての好奇心を満たすため、自らの科学的業績を上げるため、あるいは、職場や学会などで認められた地位を得るために、患者の個人的犠牲に注意など払わずに研究材料とすることが当然のようになっていました。そして、その傾向が、戦争時により顕著になり、凄惨な人体実験が行われることになったのです。

戦時中でなく平常時であっても、第二次世界大戦前には大学病院などで「学用患者」という言葉が普通に使われており、学用患者は、教育と研究の材料であると位置づけられていました。『近代日本の医療と患者――学用患者の誕生』(51)には、学用患者が人権のない状況で実験材料としてあつかわれてきた様子が詳細に述べられています。


近代の実験科学的医学・薬学は生命と健康を守ることを志向して技術的な進化を遂げていくが、一方で実験科学であるがゆえに負わなければならないリスクもあった。医薬品や医療機器あるいは医療技術の開発にともなう実験研究においては、有効性や安全性などを確かめるための動物を用いた非臨床試験、人を対象とした臨床試験・治験が不可欠であり、そのため実験動物や被験者は重い障害や死の危険にさらされることとなった。現在では臨床試験の実施の基準に関する厚生労働省令、臨床研究に関する倫理指針などが定められ、被験者の人権や安全確保、実験動物の保護が図られているが、それらの法的措置と行政規制の整備に関する取り組みが始まったのは、日本学術会議（会長越智勇一）が総理大臣田中角栄宛てに提出した「医薬品の臨床試験評価に関する体制の確立について（勧告）」（一九七二年）からであり、わずか四〇年程前のことであった。

それまでの間、実験動物や（人の）被験者は脆弱な倫理的歯止めの下で犠牲を強いられている状態におかれていたのである。なかでも学用患者（給費患者）と呼ばれた人たちは貧しさのゆえに恩恵的な治療と引き換えに医学教育の「材料」とされ、治療とは無縁な研究実験用の採血や投薬を引き受けることを余儀なくされていた。研究実験においては予期しないことも生じ、そのために身体の不具や障害を発生することもあった。不幸にも死亡すれば病理解剖に回され、医学生のための系統解剖にも供されていた。学用患者は人間としての尊厳を奪われ実験動物のあつかいを受けていたのである。動物には人権はなく、人権を有する人間を動物的にあつかう学用患者、その存在のうえに立って日本の医学が進歩をとげてきたという歴史があったのである。

ニュルンベルク綱領で、実験的研究の対象である被験者の自発的合意が研究の遂行にあたって必須のものとされましたが、その後にも、医療の現場では、患者さんの権利が十分に尊重されないままの状態が続いていたのです。

一九六四年のヘルシンキ宣言では、人を対象とする実験的研究だけではなく、人を対象とする全ての研究において、インフォームド・コンセントを得なければならないことが宣言されました。一九七二年のアメリカ病院協会の「患者の権利章典」では、その対象がさらに拡大され、研究でなくても、日常の臨床上、医療の現場で患者には必要な情報を医師から受け取る権利があることが明記されました。ここで、インフォームド・コンセントを医師の義務とするものから、患者がもつ権利であると大きく転換しました。

一九八一年の「患者の権利に関する世界医師会（ＷＭＡ）のリスボン宣言」では、さらに患者の権利の概念が広げられました。リスボン宣言は次のような序文で始まります。

医師、患者およびより広い意味での社会との関係は、近年著しく変化してきた。医師は、常に自らの良心に従い、また常に患者の最善の利益のために行動すべきであると同時に、それと同等の努力を患者の自律性と正義を保証するために払わねばならない。以下に掲げる宣言は、医師が是認し推進する患者の主要な権利のいくつかを述べたものである。医師および医療従事者、または医療組織は、この権利を認識し、擁護していくうえで共同の責任を担っている。法律、政府の措置、あるいは他のいかなる行政や慣例であろうとも、患者の権利を否定する場合には、医師はこの権利を保障ないし回復させる適切な手段を講じるべきである。

そして、医師が尊重するべき患者の権利として、次の一一項目が掲げられました。

1. 良質の医療を受ける権利、2. 選択の自由の権利、3. 自己決定権の権利、4. 意識のない患者の権利、5. 法的無能力の患者の権利、6. 患者の意思に反する処置あるいは治療の権利、7. 情報に関する権利、8. 守秘義務に対する権利、9. 健康教育を受ける権利、10. 尊厳に対する権利、11. 宗教的支援に対する権利

リスボン宣言の全文は日本医師会のホームページに英語版と日本語版が掲載されています。関心がある人はぜひご覧ください。つまり、日本医師会も、患者の権利を守ることを公に宣言しているのです。

リスボン宣言には、弱者への配慮が必要であること、患者には医学研究や医学教育に参加することを拒絶する権利があることが明記されています。また、医療や健康に関する情報提供が日常の医療活動の中において必要であるとし、さらに一般市民に対しても健康に関する情報を提供すべきだと述べ、情報提供の範囲を広げています。

「医師と患者の関係は、上下の関係性が当たり前だ、患者は医療知識など知らなくてもよい」と考える医師が多かった一九八〇年代に、このような宣言が出されたことは画期的なことでした。

以上述べてきたように、インフォームド・コンセントは、実験的医学研究の被験者が十分な情

報を得た上で、同意をすることが必要であるという人間の基本的権利から始まり、その後、人を対象とする臨床研究全般へ、医学研究だけではなく日常の臨床上の医療行為においても要求されるものへと範囲が広がり、さらに、一般市民に対する健康情報の提供へと、時代とともにその対象と内容が広がりを見せてきたのです。

患者と医師の関係性の変化——親子関係からパートナーシップへ

インフォームド・コンセントの範囲が広がっていく経過の中で、医師が患者に対して父親のような態度で接してきたことがパターナリズム（父権主義、父親的温情主義）と批判され、患者と医師の関係性の見直しが求められました。

一九五六年、サッシュとホレンダーは、米国内科学会の学会誌に、患者の抱える疾患やその状況によって、患者と医師の関係性は異なるとして、（1）能動と受容、（2）説明と協力、（3）協働作業という三つの関係性を提案しました[52]（表2）。

（1）能動と受容：麻酔下、外傷、昏睡、混迷状態などの患者では、医師は患者に十分な説明をする時間がなくても治療をし、患者はそれを受けるだけだという、能動と受容の関係性に

表2　医療者と患者の関係性

類型	能動―受容 activity-passivity	説明―協力 guidance-cooperation	協働作業 mutual-participation
ケース	昏睡状態 急性外傷 救急外来 など	治療方針のある程度決まった疾病 肺炎、尿路結石、胃潰瘍、胃癌、肝癌など	自覚症状に乏しい生活習慣病、慢性疾患 糖尿病、高血圧、慢性胃炎、肝硬変など
医療行為	医療者は一方的に医療行為を行う 患者はされるがままになる	医療者は患者に説明し、同意を得た上で医療行為を行う 患者はある程度能動的に医療に関わるが、医療者の方針に逆らうことは困難	医療者と患者は、情報を互いに提供し共有した情報を元に医療の方針を交渉しあう 合意した部分から医療行為を行う

（出典：Szasz TS, Hollender MH. A contribution to the philosophy of medicine: The basic models of the doctor-patient relationship. *AMA Arch Intern Med*. 1956; 97 (5): 585-592. を改変）

なることもある程度許容されます。

（2）説明と協力：急性感染症などで、ある程度有効な治療が確立した病気の患者では、医師は患者にどのような医療をするのかを説明し、患者はそれに従うという、説明と協力の関係性が必要です。

（3）協働作業：多くの慢性疾患や精神的疾患では、患者は自ら抱えている問題の解決に積極的に関わり、医師は専門家によるパートナーシップとして関わることが望ましく、協働作業の関係性になっていきます。

そして、この三つの関係性の原型は、（1）「親と乳幼児」の関係性、（2）「親と子供」の関係性、（3）「大人同士」の関係性であることが述べられています。

一九五〇年代当時の欧米諸国の医療では、（1）能動と受容、と（2）説明と協力、が中心だったことでしょう。しかし、そのような状況の中で、今後必要とされる医療のあり方として、患者と医師が協働するパートナーとして関係する、協働作業の医療が提唱されたことに意義があります。

同時期に、米国では慢性疾患委員会が起ち上げられています。慢性病が増加し、医療の中に慢性病の占める割合が大きくなり、慢性病の重要性の認識が高まってきた時期でした。サッシュとホレンダーは、その慢性病においては、患者と医師が対等で協働できる関係性、対話できる関係性、パートナーとしての関係性が必要になることを提案したのです。

二一世紀は慢性病・生活習慣病の時代と言われています。サッシュとホレンダーによる三つの関係性モデルが提案されて六〇年以上が経過していますが、わが国の医療現場では協働作業という関係性は未成熟であり、残念ながら極めて限定されているのが現状です。

患者と医師が対等の立場で対話し協働作業をする関係性が成立するためには、医師と患者の双方の意識の転換が必要です。患者（市民）の自主性・自律心が不可欠であり、医師（医療者）も患者の自律心を尊重し支えるという役割意識へ転換することが求められます。そして、双方の意識が変わるためには、その準備と一定の時間、そして双方の努力が必要とされるのです。

医師の側は、医学教育の変化によって、その準備ができつつあるのではないかと、わたしは考えています。そして、その効果は若い医師や医療者に現れています。一方で、患者側ではその準備が十分ではありません。そのための教育を受ける機会も乏しかったのです。

患者側に、協働作業の医療に必要とされる心構えと対話力が育っていないのは、医療者側の責任でもあります。二〇〇三年には、米国病院協会が「患者の権利章典」を発表し、「治療におけるパートナーシップ」として、患者さんをとらえることになりました。

大野博は、米国において、患者の権利運動により患者の権利意識が拡大し、法整備も進み、病院側・医療者側の意識も変化してきたことから、医療安全の観点から両者の関係性をパートナーシップとして考えることになったとしています[53]。

わが国でも、このような意識の変革への準備ができた医師と患者によって、新しい関係性がまず小さいグループとして実現され、その成功例が発信され、それが拡散するという過程が必要なのでしょう。わが国にも、自律心をもつ市民が確実に存在し、増加してきています。しかし、自律心をもつ患者さんが、古いタイプのパターナリスティックな（頑固親父のような）医師に出会う時には、軋轢が生じます。実際、そんな事件が医療の現場では出現しているのです。

第三章で、第5グループの一例として紹介した山口仲美氏が奮闘する様子が『大学教授がガンになってわかったこと』の中に述べられています[23]。簡単にその事例を紹介します。

山口さんは、患者に冷たい言葉や厳しい態度で接する看護師にはスパルタというあだ名をつけました。そして、他の看護師には観音一号、二号などと呼ぶことによって、あなたは患者にとって冷たい看護師に見えるのだということを伝えています。このことで、その看護師の自覚を促そうとしたのです。

膵臓の手術をした外科医には、患者側からの声がけを工夫し、医師の態度を変えようとします。しかし、それが難しいと判断すれば、転医することを決断し、術後の抗がん剤治療（化学療法）を受けるための主治医を替えます。この医師とこれ以上長く関わっていても、自分がつらい思いをするだけと判断した時、転医するのも患者さんにとって賢明な方法の一つなのです。

山口さんはこんなやり取りを行っていました(23)。

手術後の外来でリンパ球の数を知りたいと聞くと、「そんな数値、何の役にも立たん。数値なんておおよそ何の役にも立たないもんだ」と外科医は冷たく言い放つ。

次の外来で、膵ガン発見のきっかけになった腫瘍マーカー「CA19-9」の数値がどこに書いてあるのかがわからず独り言をいうと、外科医は「腫瘍マーカーの数値などあてになりません。そんなものにとらわれると落とし穴に落っこちますよ」、「あなたは思い込みが激しすぎる」などと言う。「私、思い込み激しいですかねぇ？」とやり返す。「すごいもんですよ！」と外科医は即座に答え、「先生と同じくらい？」と山口さんは返す。外科医は一瞬ドキッとしたらしく口をつぐむ。

〝コウベエ先生と話すのは、この手がいいのかなあ。言われっぱなしにしないで、二回に一回はソフトに返してみる。そしたら、コウベエ先生は打ち解けて、話しやすい雰囲気になるかしら？〟などと、山口さんは冷静に外科医と意思疎通のできる回路を模索する。

その後の外来でも、外科医は「教育者と医療関係者がもっともタチの悪い患者だ。こういう人たちはそろって治る病気も治らなくする人間だ。なまじ医療の本なんかを読んだりして病気にばっかり気が向いているから、治りはしない。再発するんだ。再発して一番慌てるのもあんたのような人ね。もっと、有意義なことに時間を費やしている人は元気でぴんぴんだ」と発言する。

四回目の外来診察の後、結局山口さんはコウベエ先生の下を離れる決心をする。

山口さんは、女性の大学教授が少ない時代に大学教員としての地位を築かれ、情報リテラシーも自律心も高く、しかも、教育者であるというスーパーウーマンであったからこそ、このようなやりとりが可能だったのでしょう。

そのような患者さんは、医療の現場で医師と何度も衝突し、悪戦苦闘してきたのかもしれません。しかし、このような人が時代の先頭を歩み、道を切り拓くことにより新しい時代の医療は訪れるのです。

イノベーター理論では、二・五％にあたる革新者が道を切り拓き、初期採用者となる一三・五％が出てくると流行となり、前期追随者はそれを真似て三四％になり、社会の大勢となるといわれています。今は、協働作業の医療の初期採用者が増えることを待っている時代ではないかと思います。初期採用者が今後どれだけのスピードで増えていくのかが大切なのです。

同書が上梓された時、山口さんはわたしの勤務する慶應大学病院の内科外来宛てに、著書を贈ってくださいました。添えられたお手紙には、闘病の経過中に『患者の生き方』[20]を読む機会があり、そのことが医師とやりとりする上で大変参考になったとの謝辞が添えられていました。

『患者の生き方』には、サッシュとホレンダーの提唱する医師と患者の関係性、医師と対等に対話し自立する患者像を詳しく解説していました。山口さんはそれを読んで医師・患者関係のあるべき姿を理論武装することができ、医療者と対等に対話し、交渉することが容易になったのです。

そう考えると、協働作業の医療の実現には、自律心をもつ市民が増えるだけでは難しく、一般市民に患者・医師関係性の望ましいあり方を理解してもらうことが重要ではないかと思います。本著を著し「患者学」を広めたいと考える理由がそこにあるのです。どうぞ皆さんもこの考え方を広めることに協力してください。

サッシュらの論文の表には、「患者と内科医との関係性」とのタイトルがついていますが、医療が高度化、専門化、細分化し、複雑になっている現在では、一人の医師が行っていた業務をチームとして多くの医療職で分担しています。ですから、このタイトルは「患者と医療チーム（医療者）との関係性」と読み替えることができます。

問題飲酒者に対する解決指向アプローチ

患者数も多く主要な死因になっている慢性病に生活習慣病があります。本来、高血圧や糖尿病、脂質異常、肥満などの生活習慣病の患者さんに薬物を投与することは根本的な治療ではありません。それでは、一生の間、薬物を服用し続けなければなりません。

そうではなく、生活習慣を変化させることにより生活習慣病を改善しようとするアプローチが近年注目されてきました。その一つに、一九九〇年代に登場したアルコール多飲者への面接技法、解決指向アプローチ（SFA）があります。

解決指向アプローチは、インスー・キム・バーグとスコット・D・ミラーらにより開発されたブリーフセラピー（短期間心理療法）の一つです。一九九二年に『飲酒問題とその解決』が出版され、一九九五年にその日本語版が出ています[54]。

アルコール性肝障害を専門とするわたしは、患者さんに節酒してもらうにはどうすればよいのかを悩んできました。そして、当時、この本の革新的なアプローチ法を知り驚くと同時に感激しました。

解決指向アプローチでは、問題の原因を追求し除去することを目指すのでなく、最初から問題の解決を目指します。そして、以下の三項目を原則とします。

（1）医学モデルに基づかない：原因を追求し解決を考えるやり方ではなく、最初から解決を考える。原因とは関係のない解決も可とする。

（2）解決を求めている本人がその専門家であると考える。本人の生活や生き方の中に解決の糸口がある、絶えず変化があり、小さな変化が大きな変化につながる。

（3）医療者は解決を見つけるプロセスを援助する専門家である。「知らない」という姿勢で、好奇心を持って傾聴する、本人が解決に近づくのに役立つ質問をすることで援助する。

従来の医学モデルでは、専門医が病気（問題）の原因を見つけ、原因を取り除くことで解決しようとしますが、解決指向アプローチは、医学モデルからの脱却を提案しています。解決の最善の方法は、解決を求めている患者の中にあり、その方法を最もよく知るのも患者自身と考えます。患者さんは自分の病気を治すための解決法（自分の生活習慣を変える方法）を知る一人の専門家として医療チームの一員として参加します。つまり、患者自身が自分の医療に対して、主体的に積極的に参加します。

この時、医療者はその解決法を患者と共に探索するパートナーとして位置づけられます。問題飲酒者に対して、医師がいくら「お酒をやめなさい、断酒しなさい」、「お酒を飲む量をへらしなさい、節酒しなさい」と指導しても、患者さんが聴く耳をもたなければ、効果はありません。断酒や節酒をするための動機をもたなければ、医師と患者が協働するという関係性は成り立たないのです。

解決指向アプローチは、サッシュとホレンダーが提案した慢性病における医師・患者の協働作業の関係性を作るための具体的な方法の一つとみることができます。サッシュらが一九五六年に概念として提案した関係性を実現するための臨床知が、約四〇年後にキム・バーグとミラーらによって具体化されたのです。

その後も、アルコール依存症者への面接技法として、ウィリアム・R・ミラーらによる動機付け面接技法[55][56]などが提案されています。さらに、両者を組み合わせて、家族療法などに応用するなど、患者と医療者の協働作業を目指す面接技法は、アルコールの節酒指導以外の分野にも広がってきています。

コンプライアンスからアドヒアランス、そしてコンコーダンスの医療へ

一九九〇年代には、医師が薬剤を処方し薬剤師が調剤して渡しても、患者がそれを服薬していないため効果が出ていないことが明らかになりました。しかも、そのような例が想像以上に多かったのです。

当時、医療者の指示に従わない患者は、医療者の間で、「コンプライアンスが悪い患者」と呼ばれていました。コンプライアンスは、一般的には法令遵守と訳される単語であり、社会活動の中で法令に従って行動するという意味で使われますが、医療の中で「コンプライアンスが悪い」という時には、医師が薬を飲みなさいと指示しても服用しない患者、運動をしなさいと指導しても、運動をしない患者などを示す言葉として使われていました。つまり、医療者の「言ったことを聞かない・指示に従わない悪い患者」が「コンプライアンスが悪い患者」です。医療者と患者間に上下の関係性があり、患者は医師の指示に従うということ、が前提だったのです。

このような前提にたつと、コンプライアンスが悪いことは患者側の問題になり、医療者側に責任はなくなります。患者が悪いから病気がよくならないということになるのです。

服薬に関するコンプライアンスに限らず、医療者の指示に従わないで身勝手な行動をする患者は「病識がない患者」とも呼ばれていました。この言葉の裏には、「患者に病識（病気を抱えているという意識）があれば、医療者の指示に従うのが当然である」という考えが隠されています。

しかし、欧米諸国は自律や自主性が重んじられる社会であり、患者としての自律心も高く、医療者との間に次第に軋轢が生じてきました。臨床現場で軋轢が増えたことで、患者中心の医療へと進み、コンプライアンスの医療からアドヒアランスの医療へと移行していったのです。

アドヒアランスは、一般的には固守、執着などと訳されます。医療の世界では、処方された薬を処方通りに自主的に服薬するという意味で使われます。患者さんは、治療薬の中から選択し、この薬を服薬しようという意志をもち、服薬を継続することがアドヒアランスです。

コンプライアンスからアドヒアランスへの変化には、治療の決定権が医師から患者側に移行し、納得した治療を続けようとする患者さんの主体性への意志が表されています。

アドヒアランスを重視する医療では、医療者側にも変化が要求されます。患者のアドヒアランスが悪いのは、患者側の問題だけではなく、治療者、薬剤師、周囲の人の患者さんとの関わり方や環境なども関係してくるからです。

アドヒアランス向上のためにと次のようなことが提案されました。①医療者から患者へ病気や治療に関する十分な情報提供を行う、②二つの薬剤を一つにまとめて出す、③一日に何回も飲んでいたものを一回の服用ですむようにするなど、情報の提供や処方の簡便化や剤型の工夫をすめる、④家族や周囲の人から協力を得られるように調整する、⑤服薬に対して持つ患者の不安について聴き、それをなくすことができるように一緒に考えて援助する。

アドヒアランスを高める医療の延長上にコンコーダンスの医療が生まれます。コンコーダンスは、一般的に一致や調和と訳される単語ですが、医療においては、一九九六年英国の保健省と薬学会でコンコーダンスの概念がつくられ、英国の医薬品パートナーシップグループによって提唱されました。

コンコーダンスの定義は、「病気について充分な知識をもった患者さんが医療者とパートナーとして疾病の管理に参加し、医師と患者が合意に至った治療を協働作業としておこなうプロセス」とされています。

医療者のパートナーとしての患者、患者と医療者の協働作業という概念が登場し、生活習慣病から始まり、現在では、あらゆる分野の医療において必要とみなされることとなってきたのです。

わが国におけるコンコーダンス医療のはじまり

わが国でコンコーダンス医療が注目されるようになったのは、日本高血圧学会の「高血圧症治療ガイドライン（JSH2009）」に紹介されたことによります。高血圧症は二〇一七年の推計で、患者数は四三〇〇万人であり、そのうちの約四六％が降圧薬を処方されており、患者数および服薬者数が極めて多い病気です。

同学会の治療ガイドラインは、五年ごとに改訂しています。二〇〇四年版（JSH2004）では、コンプライアンスが用いられていましたが、二〇〇九年版からアドヒアランスとコンコーダンスに置き換えられました。その後、一四年版（JSH2014）、一九年版（JSH2019）の改訂においても、コンコーダンスの医療が同様に推奨されています。[57]

医療スタッフと患者がパートナーシップを築き
コンコーダンス医療を続ける方法

- 高血圧によるリスクと治療の有益性について話し合う
- 高血圧治療の情報を口頭、紙媒体、視聴覚資材でわかりやすく提供する
- 患者の合意、自主的な選択を尊重して、患者の生活に合った治療方針を決める
- 処方を単純化し服薬回数、服薬錠数を減らす（配合剤の使用、一包化調剤など）
- 家庭血圧の自己測定・記録を励行し、その評価をフィードバックする
- 医療スタッフ（医師、看護師、薬剤師、栄養士、保健師、介護福祉士など）、患者、家族を含めた治療支援体制を作る
- 治療の費用について話し合う
- 服薬忘れの原因・理由について話し合い、特に副作用や心配・気がかりな問題に注意して、必要であれば薬剤の変更を考慮する

表3　コンコーダンス医療について
（出典：日本高血圧学会『高血圧治療ガイドライン2014』より引用）

二〇〇九年版には、コンコーダンス医療について、次のように記載されています（表3）。

治療の有益性について話し合うこと、わかりやすく情報提供すること、患者の合意、自主的な選択を尊重すること、処方の単純化をすること、患者による血圧測定（家庭血圧）を励行し、それに基づいて処方すること、家族を含めた支援体制をつくること、服薬忘れの原因や理由について話し合い、不安があれば必要に応じて薬剤の変更を考えること。

高血圧症は一般の開業医で治療される機会が多く、このガイドラインは開業医をはじめとして医師全般に大きな影響を持つことになります。また、同ガイドラインに取り上げられると、医学生の教育にもコンコーダンスの医療の概念が紹介されることになります。

したがって、同ガイドラインにコンコーダンスの医療が取り上げられたことは、大きな意味と影響力があると考えられるのです。

今後、コンコーダンス医療がわが国の医療で次第に普及していくだろうとわたしは考えています。

コンコーダンス医療の道を切り拓いた非専門家医師と患者・市民の力

では、日本高血圧学会は、なぜ治療ガイドラインにコンコーダンス医療を取り上げることになったのでしょうか。そのことに関心を持ったわたしは経緯を調べてみました。そこにはＮＰＯ法人コムルの理事長辻本好子氏の存在があったのです。ガイドラインJSH2009作成委員長荻原俊夫氏（大阪大学元教授）は「私と高血圧」と題する随筆の中で回顧談として述べています[58]。

当時、血圧は下げない方がよいなどという説を面白おかしく取り上げたり、それを論争しようと企てるマスコミすらあり、その対策に苦慮した。そこで今回の改訂に当たっては、エビデンスを重視、とくにわが国におけるエビデンスをできる限り採用すること、高血圧学会を中心にリエゾン学会の協力を仰ぎ、より多くの専門家の意見を集約する工夫をした。若手を含めて査読委員なるものを選任、140名からなる大きな組織で作業に臨んだ。メーリングリストの活用によりバーチャル会議を繰り返し行い、作成委員がリアルタイムで意見の交換を行えるようにした。また、パブリックコメントや学会での公開討論会、利益相反の申告など、考えうるすべての知恵をしぼり、透明性、公平性、科学性の確保に努めた。これらの手法はその後の他領域でもガイドラインやマニュアル作りの基礎となっているようである。

また今回から評価委員に医師会代表や、患者の立場からの委員（NPO法人コムルの理事長、故・辻本好子さん）にも加わっていただいた。辻本さんは大阪の委員会にもご出席いただき、ご発表いただいた。なかでもその一言「コンプライアンスは医者目線でパターナリズムの言葉であって、コンコーダンスの概念を採り入れるべき」との発言があり、まさに鶴の一声で、コンプライアンスを服薬アドヒアランスに改め、コンコーダンスの重要性が加えられた。あの一声がなかったなら未だにコンプライアンスの重要性などと平気でいっていたように思う。辻本先生はその後、残念ながらがんのために2011年6月にこの世を去られた。

このガイドラインを作成する時に、高血圧の専門医ではない医師が降圧薬の臨床効果に対して疑問を投げかけ、マスコミを通じて世間にうったえたことが、ガイドラインの作成のあり方を変えるきっかけになったのです。結果として、処方をする立場の医師としての医師会代表や、服薬する立場の患者の代表としての辻本氏が、ガイドラインの評価委員に加えられたのです。

患者代表として選ばれた辻本氏は、コンコーダンス医療の重要性を主張し、その主張が採用されました。辻本氏は患者中心の医療を提唱してきた医療哲学者中川米造氏と一緒に活動してきた人です。患者側・市民側からの代表である辻本氏の意見が受け入れられることで、コンコーダンス医療の道が切り拓かれることになったのです。

学者や研究者などの専門家だけではなく、薬を飲む側である患者や処方する側の医師の声を活かしたガイドラインの作成は、その後、他領域のガイドライン作りにも影響をもたらすことになりました。

ここに述べたように、新しい時代に向けた医療は、医療の専門家の中だけで進められるものではありません。反対意見を唱える非専門医師の存在や、患者・一般市民からの声によって、コンコーダンス医療は開拓されてきたのです。

米国アカデミー医学研究所の「信頼できるガイドラインづくり」は、「ガイドラインとは、医療者と患者が特定の臨床状況での適切な診療の意思決定を行うことを助ける目的で系統的に作成された文書」と述べています。そして、ガイドラインが信頼できるものとなるために、以下の要素が必要であるとしています。

・既存のエビデンスの系統的なレビューに基づいている。

・専門家および主要な影響を受けるグループの代表者からなる知識豊富な学際的なパネルによって作成される。
・重要な患者サブグループおよび患者の嗜好を適切に考慮する。
・歪み、偏り、利益相反を最小限に抑え、明確で透明性のあるプロセスに基づいている。
・代替ケアの選択肢と健康転帰との間の論理的な関係を明確に説明し、証拠の質と勧告の強さの両方の評価を提供する。
・重要な新しい証拠が勧告の修正を必要とする場合には、適宜、再検討および修正を行う。

右記のように、ガイドラインは専門家だけのための専有物ではありません。患者と医療者が共有し交渉するための材料として使われるべきものなのです。ガイドライン作りには透明性が求められ、患者や市民の参加が促され、患者の希望や期待が反映されるべきなのです。

このように、わが国の医療のガイドラインのあり方にも、徐々に変化が起きているのです。

糖尿病の治療とエンパワーメント

高血圧と同様に、患者の絶対数が多く、近年急速に増加してきた糖尿病では、エンパワーメントという概念が登場してきました[59]。

糖尿病では、治療の最も大切な部分が患者のセルフマネジメント（自己管理）にあります。治療を成功させるためには、患者自身がやる気ややりがいをもち、主体的に治療に取り組むことが望まれます。しかし、従来の治療は経口剤やインスリン注射などの薬物療法が主体であり、患者さんに対する教育も病気や治療についての知識の提供に重点が置かれており、それらの知識が日常生活でどのように実践されるかは、患者側に委ねられてきました。「医療者は患者に知識を授け、患者はその知識に従う。医療者は患者を管理し、患者は医療者に管理される」という考え方が、患者側に不満を生じさせると同時に、患者と医療者の関係性の破綻を招く結果になっていました。

このような状況の中で、新たな医療概念として提唱されたのがエンパワーメントです。「患者は医療者の指示を守るだけの受動的な存在」ではなく、「糖尿病は患者のものであり、患者自身が問題を解決し、対処していく能力をもつ存在」であることを前提とします。医療者は糖尿病の専門家として患者を支援し、患者は自分の人生を生きる専門家であり、糖尿病と共に生きる専門家であり、これらの専門家がお互いに対等な立場のパートナーとして協働作業することで、糖尿病問題の解決を目指すやり方です。

米国のテキスト『糖尿病エンパワーメント』の中に、エンパワーメントの理念を実現しようとする理由とその具体的な面接技法が述べられています[59]。

今までは、患者の自己管理行動や血糖値を医療者としての有能さを示す指標と考えてきた。援助者である医療者は、自分の努力が結果を生み、自分の仕事が重要であると感じたい。糖尿病がどれだけ重大な病気か、厳格な血糖コントロールがどれだけ重要かを、患者に理解させることが医療者の責任だと思ってきたかもしれない。

エンパワーメントとは、人が自分自身の生活に責任を負うことのできる潜在能力を発見し、発展させることと定義し、次のような場合に、人はエンパワーメントされる。①十分な知識を持って論理的な決定ができる、②決定を実行に移すだけの十分な資源がある、③行動の効果を評価するだけの十分な経験がある。

制約に抵抗するのではなく、自分で選べる選択肢に集中することが本当の自律性である。自由とは、何かから解放されることではなく、自由に何でも選択できることであること。エンパワーメントは、敬意と共感に基づいた患者中心の取り組みです。人間は生まれながらにして自分自身にとって身体的、心理的、知的、精神的に良好な状態を成就しようとする衝動をもっていると信じている。

同書は米国糖尿病協会から出版されており、今後この考えに基づく糖尿病治療が全世界に普及していくと考えられます。なお、ここで最後の文に見られる精神的と訳されている言葉は、原書

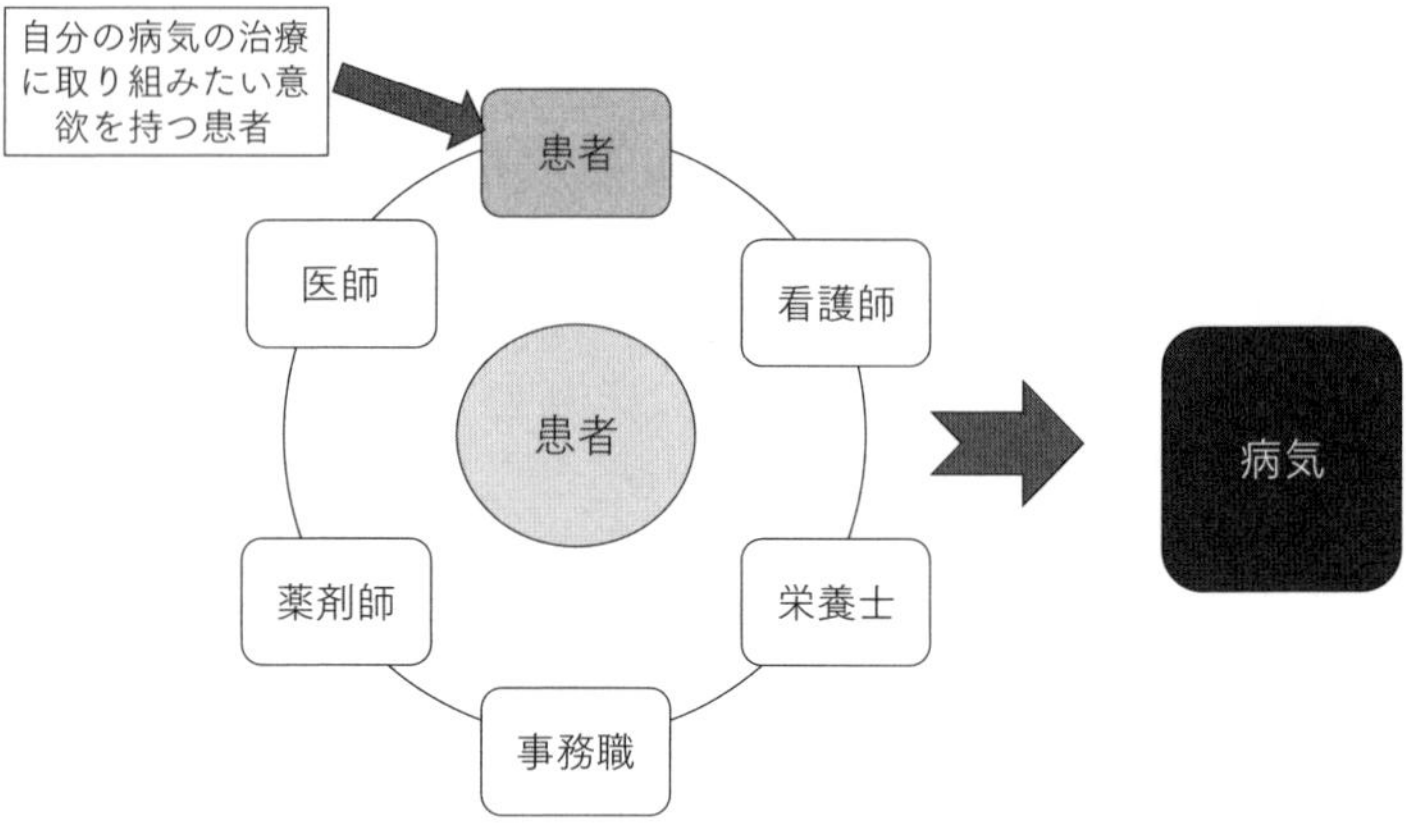

図8　患者学が目指すコンコーダンス医療　自分の病気の治療に取り組みたい意欲を持つ患者が専門家と一人として医療チームの中の一員になる。

ではspiritualでした。この訳語の問題については、第八章で詳しく述べたいと思います。

以上、述べてきたように、高血圧や糖尿病など患者数が多く、臨床医が診療する機会が最も多い病気において、患者さんの自律性を重んじ、医療者から情報提供やエンパワーメントをすることの重要性が認識されてきました。

患者中心の医療は、単に知識として情報を提供するだけでなく、動機付けの部分にまでおよぶことになり、情報提供のあり方が「こころ」のより深いところまで目指すことになったのです。そして、動機付けを必要とする病気の患者数は飛躍的に増加してきたのです。

ここで重要なことは、患者さんの側でも、自分が自分自身を治療する一人の専門家と認識することにより、医療チームに対等に参加し、医療者と協働作業をするという意識の変革なのです（図8）。

医療情報提供の広がり——インターネットとAI

インターネットの普及により医療情報の提供は患者さんだけでなく一般市民向けのものが飛躍的に増えています。一昔前には、市民が医療知識を得ようとする時、通常は家庭にある医学百科事典などに頼っていました。しかし、このような本は紙面の都合があるため情報量が限られており、患者数の少なく珍しい病気・難病では情報量が極めて少なかったり、取り上げられていないことも多く、情報を得ることが難しかったのです。

生活習慣病や慢性病など患者数が多く長期間の療養生活が必要な病気では、書店にその解説書が並んでいますが、患者数の少ない病気（難病など）では本が出版されることはほとんど期待できません。

病院内に患者さん向けの図書館を設置する施設が増えてきましたが、その内容は書籍やパンフレットなどが多く、対象となる病気の情報も限られていました。

しかし、インターネットの普及により状況が大きく変わりました。患者数の少ない希少疾患でも自分の病名を知り、病名を検索用語として入れれば簡単に関連する記事を見つけられ、しかも、医療情報だけでなく行政からの医療補助などの情報も手軽に得られることになったのです。

慶應大学病院では二〇〇九年にＫＯＭＰＡＳ（慶應義塾大学病院医療・健康情報サイト）というホームページを起ち上げました。これはオンライン上の医療百科事典に相当するものであり無料で情報を提供しています。

行政機関や医学会、医療機関や製薬会社、がんセンターなどもホームページ上に一般市民向けの情報を提供しています。米国の up to date は本来医療者向けに最新の医療情報を届けるというサービスですが、一般市民向けのものが無料で開放されています。このような無料で信頼できる市民向けのサイトが今後も増えることが予想されます。

ChatGPT の出現以降は、知りたい医療情報を質問すれば、ＡＩが適切な回答を提供してくれます。二〇二四年の段階では、まだ情報の信頼性が十分とはいえませんが、今後急速に改善していくことが予想されます。

市民や患者さんがＡＩに医療相談する日も遠い夢ではありません。医療情報の取得に関して、今後もＡＩやインターネット上の情報から目を離すことはできません。

第七章　全人的医療で医療の対象が深化する

全人的医療とは

全人的医療とは、医療の対象を病気だけに限定するのではなく、病気を抱えている人間全体を対象とする医療をさします。

大学病院で医師として働き、臨床経験を積み重ねる中で、「今の医療には何かが欠けている、何かが見落とされている」と悩んでいた時期がありました。中川米造先生(60)や永田勝太郎先生(61)(62)の本などを読みあさっていた時、フィリップ・E・タマルティ(63)の次の言葉に出会いました。

臨床医とは、その本来の任務として人間が病気から受ける衝撃全体を最も効果的に取り除くという目的をもって、病む人間をマネージする人である。

ここに全人的医療の本質が表されているとわたしは考えました。医療の対象は病気ではなく病気を抱えている人間であること。医療の目的は病気を取り除くことではなく病気から受ける衝撃全体を軽減すること。そのために、衝撃を受けている人間に同伴し、何とか一緒にマネージしようとすることが全人的医療なのです。

現代医療の中で全人的医療はまだ主流にはなってはいませんが、いくつかの分野で全人的医療が模索されています。プライマリ・ケア（家庭医）、総合診療、心身医学、終末期医療、統合医療、ホリスティック医学などで、全人的医療（全人医療）を唱えている人がいます。

プライマリ・ケアとは、地域医療における第一番目の門番として、どんな患者さんが来ても受け容れ対処する医療です。総合診療とは、専門とする分野にとらわれず全身のあらゆる疾患を対象にします。総合病院で診療する医師や、開業したクリニックで診療し総合診療医を掲げている医師もいます。

こころが抱える問題から身体的な症状をきたすなど、心身の相関について研究するのが心身医学であり、心身医学を基礎にして診療するのが心療内科です。人生の終末期における患者に対して、症状の緩和を目標とするのが終末期医療であり、緩和ケア、緩和医療とも呼ばれ、最近はエンドオブライフ・ケアと呼ばれます。

近代の西洋医学だけではなく、中国やインド、ギリシャなどのいわゆる伝統医療をも利用し、それらを統合し診療する試みが統合医療とかホリスティック医学と呼ばれます。

右記の医療は、「患者の健康に関する問題を身体的（生物学的）次元でのみとらえるのではなく、心理的、社会的、実存的（倫理的、スピリチュアル）な次元も含めて総合的にアプローチし、診断し、対処しようとする」ということで共通点を持ちます。

現代医学が専門分化、細分化が行き過ぎになったことへの反省から、全人的医療、人間全体を診る医療が求められているのです。そして、それは、こころのより深い部分までをも対象として診る医療であり、人間学的な分野をも対象とする医療です。

本章では医療の対象が深化するという視点から、各医療について解説します。

プライマリ・ケアと総合診療

プライマリ・ケアは、家庭医としての医療です。日本プライマリ・ケア連合学会のホームページには、「身近にあって、何でも相談にのってくれる総合的な医療」とプライマリ・ケアを紹介しています。そして、「国民のあらゆる健康上の問題、疾病に対し、総合的・継続的、そして全人的に対応する地域の保健医療福祉機能」としています。

専門性が高い医療では、専門家が専門分野にあてはまる患者や病気を対象として診療するのに対して、プライマリ・ケアでは病む患者さん全てを受け容れようとします。そのために、1．近接性、2．包括性、3．協調性、4．継続性、5．責任性が求められます。プライマリ・ケア医だけで全ての医療をカバーしようとするのではなく、救急医師や専門医につなぐことも重要な仕事です。昔からの、かかりつけ医に相当します。

総合診療は近年、医療の中における一つの専門分野として注目されてきました。そして、医学生や若い医師の間で目指す人が増えています。そして、総合診療専門医の養成は、患者の特定の臓器に着目するのではなく、地域のあらゆる年齢、性別の患者の健康問題に向き合い治療する医師であるとされます。日本病院総合診療医学会のホームページに、次の様に紹介されています(87)。

総合診療医とは、特定の病気や治療法に得意分野を絞るのではなく、患者さん一人ひとりの「物語」と背景を考慮して診療することができる医師です。まだ原因が明確でない健康問題や、複数の医学的な課題、さらには心理的・社会的な状況まで含めて、患者全体を横断的に診ることを得意としています。そのために、総合診療医は患者さんが抱える表面的な症状だけでなく、その背後にある状況を察し、不安や悩み、そして時に語られない問題にまで耳を傾け、それにどの様に対応するべきか、という実行力を身に着けています。

総合診療医の役割は、病院、クリニック、在宅医療のあらゆる場で発揮されます。風邪をはじめ生活の中で生じるさまざまな健康問題を継続的に診察し、軽症から時に命にかかわる重症な状態に至るまで、幅広い知識と柔軟な対応力で迅速に診療します。このように、総合診療医は一人ひとりの患者さんのあらゆる状況における最適な医療を提供することができること、それが総合診療医が「患者全体を広く深く診る専門」の医師と言われる所以ともいえます。

このような能力を持つ総合診療医の専門訓練は、特定の臓器に焦点を当てた専門訓練とは異なります。総合診療医は、患者を単なる「病気の集合体」としてではなく、一人の人間として捉え、かつあらゆる問題を丁寧かつ分析的に診る訓練をとおすことで、横断的、俯瞰的、時に鋭い視点で患者さんの健康状態を見抜く力が付きます。このような幅広く深い視点が、地域の医療を支え、人々の健康を守るうえで今の医療に欠かせない役割となっています。

右の説明文には、総合診療医と専門性の兼ね合いの難しさが表れています。現代医療では、専門性を高めることは分化することであり、そのことで高度な医療が実現できると考えられてきました。医師の間では、専門医になれなかった医師が一般内科医として診療するという感覚があり、専門性を持たない医師はレベルの低い医師とみる傾向があったのです。

総合的、俯瞰的に患者さんを診ることは、とても大切なことです。総合的に診る専門医という一見矛盾するような総合診療専門医がどのように育っていくのか、家庭医療専門医やかかりつけ医とどのような関係になるのかが注目されます。

わが国では、二〇一〇年に日本プライマリ・ケア学会と日本家庭医療学会と日本総合診療学会が合併し、日本プライマリ・ケア連合学会となり、新・家庭医療専門医制度がつくられました。専門医制度は医療の質を確保する上で重要な制度であり、そのあり方がこれから模索されていきます。

一方で、日本医師会は開業医師の利益団体という側面をもちます。そして、開業医による「かかりつけ医」制度を推進しようとしています。「医療提供体制のあり方」（日本医師会・四病院団体協議会合同提言、平成二五年八月八日）に次のように述べられています。

「かかりつけ医」とは（定義）

なんでも相談できる上、最新の医療情報を熟知して、必要な時には専門医、専門医療機関を紹介でき、身近で頼りになる地域医療、保健、福祉を担う総合的な能力を有する医師。

「かかりつけ医機能」

・かかりつけ医は、日常行う診療においては、患者の生活背景を把握し、適切な診療及び保健指導を行い、自己の専門性を超えて診療や指導を行えない場合には、地域の医師、医療機関等と協力して解決策を提供する。

・かかりつけ医は、自己の診療時間外も患者にとって最善の医療が継続されるよう、地域の医師、医療機関等と必要な情報を共有し、お互いに協力して休日や夜間も患者に対応できる体制を構築する。

・かかりつけ医は、日常行う診療のほかに、地域住民との信頼関係を構築し、健康相談、健診・がん検診、母子保健、学校保健、産業保健、地域保健等の地域における医療を取り巻く社会的活動、行政活動に積極的に参加するとともに保健・介護・福祉関係者との連携を行う。また、地域の高齢者が少しでも長く地域で生活できるよう在宅医療を推進する。

・患者や家族に対して、医療に関する適切かつわかりやすい情報の提供を行う。

ここに書かれた「かかりつけ医師制度」が充実すれば、患者さんは必要な時に気軽に相談でき、必要と判断されれば専門性の高い医療機関に紹介され高度医療にかかりやすくなります。このことで、高次医療機関が混みすぎるという問題が改善されるかもしれません。

これらの制度は、今始まろうとしているところです。その実現のためには、医療システム全体が整えられること、かかりつけ医となる医師の教育や育成が必要であり、地域医療という新しい医療が開拓されなければなりません。

患者中心の医療を実現する上で、一般市民がかかりつけ医師制度の重要性を認識し、制度が形成されていく過程の中でユーザーとしての声を上げ、よりよき制度へと協働して創り上げていくことが望まれます。

かかりつけ医と専門医をバランス良く利用できることが、いのちを大切にする医療では重要です。専門医による診療を受けている際にも、かかりつけ医が、「どのように診療を受け」、「どのように対話をすればよいのか」、「自分の希望をどのように伝えればよいのか」などを患者さんに助言し、相談にのる体制を創ることが理想ではないかと、わたしは考えています。

心身医学、心療内科の流れ

心身医学は、こころと身体の関係を科学的に追究し、こころの病が生み出す身体的疾患や身体症状に対する治療などを研究する学問です。わが国では、九州大学・精神身体医学研究施設（現在の心療内科）の初代教授・池見酉次郎先生により開拓されてきた分野です[64]。

池見先生は、こころと身体の関連だけでなく、医療において Bio-Psycho-Socio-Eco-Ethical（生物・心理・社会・経済・倫理的）な視点の重要性を説いてきました。そして、健康におよぼす「生きがい」の影響を重視していました。

池見先生は「がんの自然退縮例の研究」によって[65][66]、国際ストレス学会のハンス・セリエ賞を受賞しています。ハンス・セリエはストレス学説を提唱した著名な学者です。

薬や手術・放射線治療などの治療をしなくても、がんが自然に小さくなり消失した症例を集め、その背景を分析し、自然退縮が見られた患者では実存的転換を経ていた人が約三分の二を占めていたと報じたのです。この件については、第八章で詳しく述べたいと思います。

池見先生に師事した永田勝太郎先生は、ヴィクトール・E・フランクルとも深い交友があり、日本実存療法学会を起ち上げられました。全人的医療について、「身体、心理、社会、実存」の四つの側面から人間を理解し病気に対処することの重要性を永田先生は述べています。永田先生は、「実存」について以下のように説明しています。

「実存とは、個々の人間には独自の生きる意味があり、人間はこれを追求する存在である」ということである、これが人間の行動を規定する根底にあり、重篤な疾病や末期状態などの危機的状況になっても、患者が生きる意味を自覚すれば新しい展開が拓かれる。

永田先生は、全人的医療を実践するためにバリント方式の医療面接法を採用してきました[62]。これは、英国の医師M・バリントが提唱した面接技法であり、相互主体的な医師─患者関係のもとに患者の抱える問題を身体・心理・社会・実存的にとらえる全人的医療の実践のための有力な方法です。

永田先生は、バリント方式の医療面接法を教育するためのグループ勉強会として、バリント方式のグループワークの症例検討会を開催し、医療者に治療的自我を育むことを手がけてきました。患者さんの診療を行う際に医療者の待つ専門的知識や技術だけでなく、治療者のパーソナリティーや治療者と患者の人間関係がいかに重要であるかを指摘し、そのような関係性を持てる医療者として自覚、および治療的自我を養うための教育を実践してきたのです。

フランクルの実存療法

前にも触れましたが、ナチス・ドイツにより強制収容所に収監された精神科医師ヴィクトール・フランクルは、終戦により解放されウィーンに帰郷した時、『死と愛』[67]を一気に書き上げました。実存分析とロゴセラピーの必要性を提唱したのです。その後に『夜と霧』[49]を著わし、世界的なベストセラーとなりました。わが国でも東日本大震災後にリバイバルし、多くの被災者の心の支えになりました。

みすず書房から出版された『死と愛』の原書（ドイツ語）のタイトルは"*Ärztliche Zeelsorge*"[68]であり、直訳すれば、「医師による魂のケア」です。この本は二〇〇五年版までフランクルにより改訂が続けられ[69]、フランクルのライフワークの書となっています。同書は第九版（最新版）が春秋社から『人間とは何か』とのタイトルで出版されています。

ヨーロッパにおける魂のケア（すなわちスピリチュアルケア）は伝統的に聖職者により行われてきました。フランクルは、現代社会では精神科医に実存的な悩みを訴えて診療を受けることが増えており、実存的ケア、すなわちスピリチュアルケアを提供することが医師に求められていると洞察し、医師によるスピリチュアルケアの必要性を唱えたのです。医療職がスピリチュアルケアを担うという発想を表した初めての書として、重要な位置を占めるとわたしは考えています。

フランクルは、「生きる意味」や「生きがい」をもつことの重要性を感じ、強制収容所での体験を通して、三つの価値（体験価値、行動価値、態度価値）の重要性を検証しました。その体験を軸として、医師による魂のケアとしての実存療法を提唱したのです。

終末期医療、緩和医療

一九六七年、英国のシシリー・ソンダースは世界で初めての近代ホスピスとしてセント・クリストファー・ホスピスを設立しました。

ソンダースは看護師としてキャリアを出発しましたが、脊椎湾曲症のために看護職の継続が難しいと判断し、社会福祉士に転職しました。さらに全人的医療を実現するためにと医師の資格をも取得したのです。そして、彼女は深いキリスト教信仰をもつ信仰者でもありました。

ソンダースの職歴は、看護ケアから始まり、社会的ケア、身体的ケアへと進み、死を迎える患者に対して安心できる医療の場の提供とスピリチュアルケアにも関心を持ったのです。つまり、ソンダースの人生は患者さんに対する全人的ケアを目指したものでした。『ナースのためのシシリー・ソンダース』の第二章に、進行性胃がんの患者のケアについての随筆が紹介されており、ソンダースの医療観が表されています[70]。

初回面接時、彼女の応答はよく、意識も清明で協力的であり、痛みが軽減されてのどの渇きも多少おさまったことに喜びを感じていた。

入院後二週間で、状態はさらに悪化し、彼女は落ち着かなくなり、自宅を恋しがった。そして、私たちの治療に疑問を抱き始めた。彼女には話すことが必要だと理解されたので、ゆっくり二人だけで話す機会を持った。この面接での最初の発見は、彼女の不幸の引き金が、夜勤看護師のそっけなさにあったということだ。しかし、それについての相談が済むと、彼女は質問をし始め、徐々に自分のより深い困りごとをあきらかにした。そして最後に、診断と予後について真実を聞かせてほしいと言った。真実に対する彼女の即座の反応は、喜びであった。「これまで何度も何度も訊いたのに、誰も答えてくれませんでした。当人が知りたがっているのに聞かされないというのは、とても間違っていると思います」。彼女は状況を驚くほどの穏やかさで受け止め、スピリチュアルな話に向かうように見えた。しかし、チャプレン（註　病院付きのスピリチュアルケアを行うための聖職者）には会いたがらなかった。

彼女は随分やすらかさに満ちていたが、あまりに家に帰りたがるので、病棟看護師である修道女は、自宅でどうしてもしたいことが何かあるに違いないと確信した。修道女が彼女と話すために腰を落ち着けた頃には、彼女はとても弱々しくなっていたものの、意識は完全に清明であった。そして、修道女は遂に、彼女がローマカトリック教会に参加したがっていて、そのためには、自宅に戻る必要があると考えていることを知った。すぐに司祭が呼ばれ、死の前日に、彼女は教会員として迎えられた。他の家族は、どちらかと言うとこの教会の信仰を捨てた人々だったが、彼女のこの行動と、彼女の受容とやすらかさに強く心を動かされた。

私たちはここで、患者と二人だけで話すことと、恐怖を徐々に表出するよう患者を援助することが、いかに本質的なものかを知る。私たちはここで、恐怖を遠ざけようとしてつく嘘がいかに苦痛を上乗せするのかを知る。患者こそが私たちよりも自分の本当のニードを知っているが故に、イニシアティヴを取ることが患者に許されるべきなのである。私たちはここで、問題は一人の人によって解決されるのではなく、何人かの人によって解決されることを知る。そのような人というのは、患者の信頼を得ながら、お互いに個人的貢献をなすよう援助し合える者でなければならない。

ソンダースが考える「患者中心の医療」と「全人的ケア」の本質が、この文章の中に集約されています。それは、身体的苦痛をとり、患者の本当の願いを知ろうとし、患者が本当に必要としていること、希望していることを知り、その願いにそって実現しようとするものです。ソンダースが切り拓いてきた近代ホスピスは、開設当初から、終末期の患者に対して身体的な痛みだけではなく、スピリチュアルケアをも含めた全人的医療に取り組もうとしていたのです。

患者中心の医療が医療の本流になる

本章で述べてきたように、全人的医療の文脈の中で医療の対象は、こころのより深い部分へ、スピリチュアリティを対象とするものへと深化を見せてきました。また、第六章では、生活習慣病など慢性病を中心として、患者さんや市民への情報提供や動機付け面接などが発展してきたことを述べました。そして、その対象は、大きな患者数を抱える病気や市民教育へと広がってきたのです。

このようにして、患者中心の医療の対象は広がると同時に、深化してきました。そして、そのことが、今後、他の医療の分野にも大きな影響を持つことになると考えられます。

戦後の医療を俯瞰してみると、それは患者中心の医療へと向かって突き進んできたのであり、ＡＩやロボット技術の発展により、いよいよそれが医療の本流になろうとしているのです（図９）。

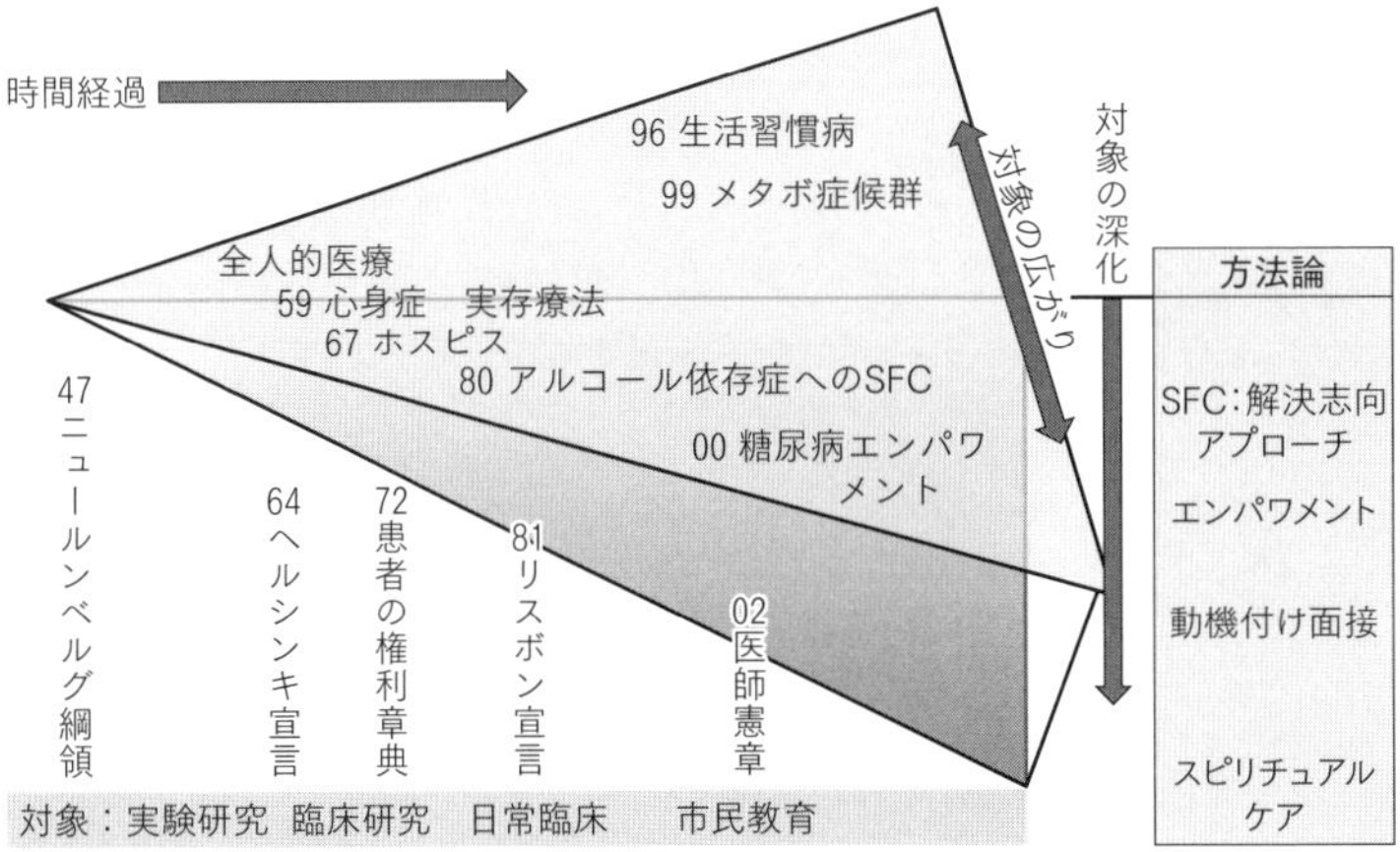

図 9　患者中心の医療への対象の広がりと深化　患者中心の医療は対象とする患者数が広がると同時に、ケアする目標がより深くなってきた。

インフォームドコンセントは、ニュルンベルク綱領に始まり、その対象が実験研究から、臨床研究、日常臨床、市民教育へと対象が広がりをみせてきました。そして、全人的医療は、心身医学から、終末期医療、アルコール依存症の治療、生活習慣病へと分野も広がりをみせてきました。その方法論も、解決志向アプローチ、エンパワーメント、動機付け面接、スピリチュアルケアへと対象の深まりに応じたものが現れてきたのです。

第八章　これから医療が進む道程――未来の医療に向かって

患者中心の医療の広がりと全人的医療の深化

本章では、医療が今後どのような方向に向かっていくのかを考えてみます。まず、患者を中心とする医療への方向性は、このままさらに進んでいくものと考えます。患者中心の医療が進んでいく背景として、次にあげる四つの変化があるからです。

第一の変化は、第六章で述べたようにインフォームド・コンセントの概念が、ニュルンベルク綱領により導入され、人を対象とする実験的研究から始まり、その後、日常の診療における情報提供や治療の選択へと広がったことです。インフォームド・コンセントは基本的な人権として、医療の中で患者が持つ権利として認識され、その対象範囲が広がってきました。

第二の変化は、学校教育の普及と高学歴化により、市民の教育レベルが高くなったことです。そして、ＩＣＴ（情報通信技術）の急速な進歩と普及により、市民は専門家と同等の情報を入手することが可能となりました。市民の側から情報公開の要求が高まり、専門家や一部の権力者が情報を専有する時代ではなくなりました。

第三の変化は、社会の成熟により個人の多様性が重視されるようになってきたことです。産業化・工業化・情報化の中で社会が一定方向に急速に発展し成長する時代が終わろうとしています。そして、成熟し多様化する社会へと転換してきました。広井良典氏が人類の歴史の中において三番目の定常化を迎える社会の転換期と表現した程に大きな変化なのです。

成熟社会では、画一的な大量生産・大量消費の製品やサービスではなく、個人の嗜好に応じたサービスが求められます。医療においても、患者さんは、自分が受ける医療について個別性を求め、自分の人生観に合う医療を受けたいと考え始めているのです。

第四の変化は、疾病構造の変化です。感染症が大きな位置を占めていた時代が終わり、先進諸国では、医療の対象として生活習慣病・慢性病が大きな部分を占める時代を迎えています。生活習慣病では、患者自らの意識の変容により日常生活・療養生活を変えることが求められています。

感染症は特効薬やワクチンなどによる予防や治療で解決されてきましたが、生活習慣病や慢性病では患者のセルフマネジメントを活かしたケアへ移行することが求められます。

難病の医療では、病気を抱えながら長期間あるいは一生を過ごすため、患者中心の視点に沿った療養生活の支援やケアが求められます。二〇四〇年にかけて、今後わが国は高齢者率が増え続け多死社会を迎えます。終末期の医療では患者中心のケアへの要求がより大きくなります。

このように、疾病構造や人口構成の変化に伴って、医療の中心が治療医学から予防医学へ、投薬治療から患者教育へ、キュアからケアへと移行しているのです。

以上の四点から、医療が科学中心から患者中心へ、マニュアルに従う画一的医療から個人の多様性を重んじる医療へと移行することを時代が要求していることは疑う余地がありません。

人類は科学との付き合い方を医療において学んでいくことになります。医療では、個人レベルでの判断が求められ、科学との付き合い方を学ぶことになります。そのことが基礎になって科学全般に対してのリテラシーが向上することになるでしょう。それを契機に、市民はエネルギー利用や情報機器の利用のあり方など、人類全体の科学との付き合い方を学んでいくことになるのです。

そのように考えると、医療は、人間が科学の進歩を享受しつつ人間らしく生きる方法を個人レベルで学習する場であり、その学びが社会全体、公共の場における決断へと広がることになると考えられるのです。

患者中心の医療はより内面に向かって深化する

患者中心の医療が拡大してきたと同時に、医療には、もう一つの大きな変化がありました。それは第七章で述べた個人の内面へアプローチする、より深い部分を対象とする医療への移行です。

現在では、病気の検査や治療を行う際に、適切な情報を提供した上で患者さんからの同意を得ることは常識となっています。そのような情報提供は、知識・認知のレベルのケアであり、そのことをキッペス神父はインテレクチュアル・ケアと呼んでいました。

しかし、生活習慣病に対処するには、知識の提供、情報提供だけでは十分とはいえません。患者が行動変化を起こすためのアプローチ、動機付けが必要となるのです。そのための方法論として、一九八〇年代から飲酒問題を抱える者への解決指向アプローチ、糖尿病患者へのエンパワーメント、そして、より普遍性のある面接技法としての医療コーチングや動機付け面接などが開発されてきました。患者さんが個人として大切にするものを土台にして行動変容につなげようとする面接技法です。患者さんのもつ希望や夢、願い、そして、人的リソースを活用し、各個人の生き方や生活スタイルのイメージを明瞭にし、生活様式を変えようとするのです。

さらに、心身医学や終末期医療では、感情レベルや実存的（魂のレベルの）ケアが必要となり、個人の内奥、より深い部分へとケアが深化します。

池見酉次郎先生は、がんが自然退縮した患者さんの多くで、生き方の大きな転換（実存的転換）が見られたことに着目し、生きがいや生きる意味への支援の重要性を指摘しました。[64][65] 永田勝太郎先生は、池見先生とフランクルに師事され、わが国で実存療法と全人的医療の普及に努めてきました。[61][62] こうして、医療の対象が、個人の最も深い部分、「いのちの根源的な問題」へと向かったのです。

一九七〇年代には、マサチューセッツ工科大学（ＭＩＴ）のジョン・カバット・ジンが宗教色を薄めた瞑想法として「マインドフルネス・ストレス低減法」および「マインドフルネス認知療法」を開発しました。現在、医療や教育などの分野でマインドフルネスは広がり、その効果が科学的に検証されています。そして、ストレスや痛み、うつ状態などの症状の改善効果が示されています。

マインドフルネスでは、日常的な実践として呼吸法、食べる瞑想、歩行瞑想などが行われ、患者の身体感覚への気づきを促します。特定の成果に向かって努力する「することモード」と、現在の瞬間の自分を体験することに集中する「あることモード」に心の状態を区別し、「あることモード」、すなわちマインドフルネス状態が優位になるように指導されます。

マインドフルネスはAppleやGoogleなどのＩＴの先進企業で採用されたことで有名になり、二〇一〇年代になると医学研究が爆発的に増加し、現在では大学病院や一般病院、クリニックなどで臨床応用されてきました。[71]

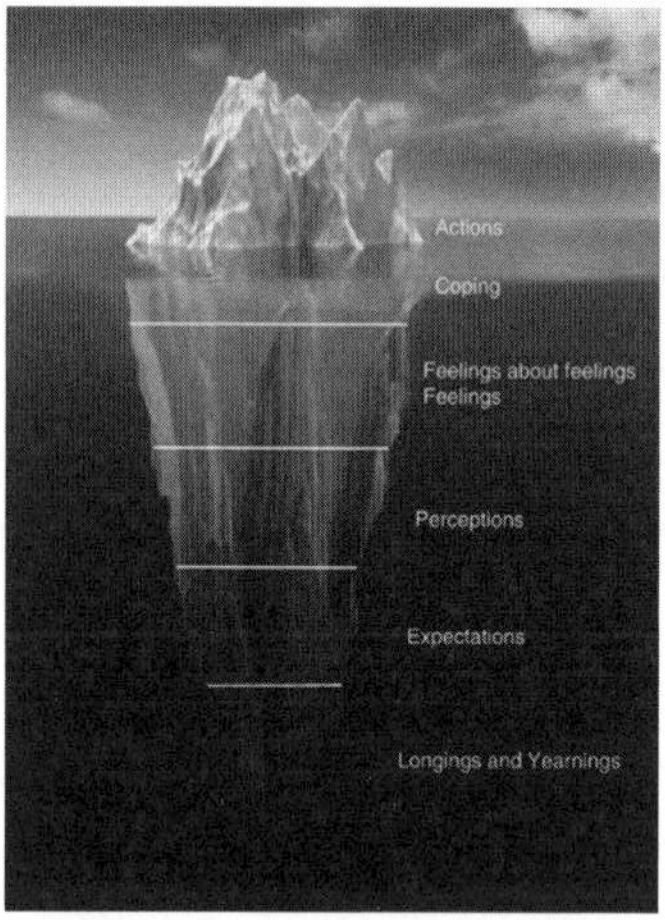

図10 氷山の比喩で理解する全人的ケア 全人的ケアではその対象を切望まで深めてケアをする
（出典：トム・A・ハッチンソン『Whole Person Care 実践編』三輪書店、2020より引用）

死を間近にする患者に対する医療、終末期医療（緩和ケア）がシシリー・ソンダースやキューブラー・ロスにより開拓されてきました。死に直面する患者のもつスピリチュアルな苦悩に対する配慮がなされ、身体的、心理的、社会的、スピリチュアルの四次元でのケア、すなわち全人的ケアの必要性が説かれています。

ソンダースの思想は、世界的なホスピス医療の普及とともに広がりました。マギル大学（カナダ）のT・A・ハッチンソン教授は全人的ケアを医学教育に導入し、ソンダースの思想を広めようとしています。ハッチンソン教授は、氷山として見るときに海面の上に出た表面の部分、すなわち行動だけを見るのではなく、海面下にある巨大な氷の塊、感情および感情に対する感情、知覚、期待、切望の深奥部までをも対象とする全人的ケアの必要性を説いています[72]（図10）。

現代医学の象徴としてヨーロッパでは杖に巻き付く白い蛇のシンボルが使われていますが、全人的ケアでは杖に巻き付く白い蛇に加えて黒い蛇もシンボルとして使われています。これはヒポクラテス的なキュア（白い蛇）だけではなく、癒やしの医療・アスクレピオス的ケア（黒い蛇）を重んじることを表現しています。そして、両者のバランスのよさが医療の理想の姿と考えているのです。

現代医療があまりにも科学的であることを主としすぎてきたため、アスクレピオス的な癒やしの医療、すなわちケア、が取り残されてきました。それを復興させようとする動きです。

ここに述べてきたように、生活習慣病、心身医学、終末期医療の各分野で、患者個人の生きがい、生き方、スピリチュアル（魂）な苦悩に向き合う医療、意志や動機、魂のレベルまで対象とする医療が現れてきました。今後、医療の対象を感覚、感情、知覚、意志、動機、魂のレベルまで深化させる全人的ケアが医学教育において普及することで、医療がいのちを大切にするものになっていくと考えられます。

医療制度や社会の変化

新しい医療技術がわが国の健康保険制度の中で認められるためには、専門家による研究によって、その効果や副反応などが学会で発表され、論文として学会の中で広く認められ、科学的妥当性が証明されることが必要とされました。そして、その費用と社会における経済的効果等が勘案されて、承認されてきました。

新しい治療法が専門学会で認められると、学会からの要望が出され、中央社会保険医療協議会で審議された後承認されます。つまり、医療の専門家が申請し、雇用者側の代表・保険組合を含めて審議され、行政機関の政府、厚労省によって調整され最終的に認可されてきたのです。

ところが、二〇〇〇年を過ぎて、従来とは異なる新しい認可の形が出てきました。それは医療の最終利用者である患者の声が反映され、認可されるという道です。

がん医療において患者が医療機関から見放されてしまうという「がん難民の問題」がきっかけになり、がんに関連する患者団体が起ち上がり、運動をおこし、社会、学会、厚労省などに働きかけることにより、二〇〇七年四月にがん対策基本法が施行されました。

このがん対策基本法以降、他の疾病に対する基本法が次々に出現してきました。二〇一〇年に肝炎対策基本法、二〇一三年にアルコール健康障害対策基本法、二〇一八年に脳卒中・循環器病対策基本法と、議員立法による対策基本法が施行されることになったのです。

二〇二一年九月施行となった「医療的ケア児及びその家族に対する支援に関する法律」の法制化も、医療行政における新しい流れの一つです。

医療的ケア児とは、日常生活および社会生活を営むために常に医療的ケア（人工呼吸器による呼吸管理、喀痰吸引その他の医療行為）を受けることが不可欠な児童をさします。小児医療のレベルが高くなり、難病や障害を持つ子供の命が救われ周産期（お産の前後）の死亡が減ってきました。わが国の周産期小児死亡率の低さは世界でもトップクラスであり、その結果として医療的ケア児が急速に増えました。そして、その家族にも身体的、経済的に大きな負担をもたらしたのです。

医療機関から退院すると、医療的ケア児は、家族らによりケアされてきましたが、幼稚園や学校ではケアができず、通学が困難な状態になりました。そこで、家族やケアをする側が声を上げて、議員や厚労省と一体になって議員立法による支援のための法制化が進められたのです。

疾病の対策基本法や医療的ケア児支援法の成立は、患者、すなわち医療の最終利用者からの要望が、政治家や官僚組織を動かし保険制度や政府の施策を変えることに成功し、実現したことを意味します。新しい医療が社会的に認められる時に、科学主導でトップダウンで政府が認可するという道だけではなく、最終利用者である患者や市民からの声が生かされるという道がつくられたことに大きな変化があります。

このことは医療の中心が患者であることの認識がひろまり、患者中心の医療に向かって社会全体が動いた象徴的な出来事です。

医療者の働き方は今後どのように変化するのか

ＡＩやロボット技術が進歩すると、世の中の多くの仕事が機械に置き換わり、過半数の人が職を失うのではないかといわれてきました。今や、それが現実のものになろうとしています。『ワーク・シフト』（原書二〇一一年）の中で、リンダ・グラットンは二〇二五年に人々がどのように働いているかを予測しました。①テクノロジーの発展、②グローバル化、③人口構成の変化と長寿化、④個人、家族、社会の変化、⑤エネルギーと環境問題などにより、多くの職業において働き方が変わると予測しています。そして、それに向けて社会全体が準備すべきだと警鐘を鳴らしました。[73] 単純作業や反復する作業、事務的な仕事、中間管理職、コールセンターの仕事などは、ＡＩやロボットに代替され機械化され、労働者の仕事が大幅に減少すると予測されたからです。

野村総研はオックスフォード大学の研究チームと協力し、日本の労働人口の状況を検討し、二〇一五年に国内六〇一種類の職業について、AIやロボット等で代替される率を発表しました。その報告では、一〇〜二〇年後に、日本の労働人口の約四九%の職業が代替されると予測しています。

二〇二二年にChatGPTが現れると、その後のAIの技術の進展は驚異的に加速しています。近い将来に多くの職業が失われ、職場で人々の働き方が大きく変わるという予測が現実味を帯びてきました。その変化は、医療においても確実に現れるものと考えられます。

個人の遺伝子レベルの検査などデータが蓄積されると、治療の選択や薬剤の用量の調節などが個別化された医療が行われることになるでしょう。そして、ロジックと画像処理による医療の仕事で、AIが人間の能力を凌駕し代替することになるでしょう。

しかし、その時、医療者が失職するのではなく、医療者が行うべき仕事が、人間でなければできない仕事にシフトするのだと、わたしは考えています。医療者の仕事が、サイエンスからアートへ、知識と技術の重視から感情や魂を大切にする医療へ、患者個人の内面、より深い部分にアプローチする医療へとシフトするのです。

このような大きな変化が起きる際には、摩擦や軋轢、混乱が必ず生じます。それらの混乱を少なくするためには、医療者だけでなく、医療に関わる人全員、すなわち患者、市民も含めて医療関係者が協働し準備することが望まれます。

このような変化を、医療だけの変化と考えるのではなく、社会全体がどのような方向に進んでいくのかの視点も欠かせません。このような理由から、わたしはフレデリック・ラルーの唱えるティール組織に関心を持ってきました。ティール組織のあり方は、未来の社会のあり方でもあり、人間関係のあり方でもあると考えたからです。

そこで、以下に、ティール組織への社会変化はどのようなものであるのか、それが医療にはどのような影響をもたらすかについて考えてみたいと思います。

新しい時代の社会では組織はどのようになるのか

ティール組織の出現

コンサルティング会社マッキンゼーで働いていたフレデリック・ラルーは、現在の組織の運営のあり方に欠陥があるために、多くの労働者がやる気をなくしており、組織が限界を迎えていると感じていました。従来の組織モデルでは、人間の潜在能力が十分に引き出されていないのです。

ラルーは、未来の社会は近くに現れようとしているのではなく、すでに現在の社会に出現し融合しているのではないかと考え、次の発達段階にある組織、パイオニアとなる組織を二年間をかけて調査しました。人類の意識が次の段階に変わる時に、組織はどのような形になるのかを検討したのです。

ラルーが想定していた基準を超えるレベルにある一二の組織が世界から選ばれました。その中には、長期間継続している組織や、従業員の数が数千人におよぶ大きな組織もありました。しかも、それらの組織は交互に連絡を取り合って生まれたのではなく、同時多発的に各地に出現していたのです。各組織は同様の組織が他にもできていることを知らされると、驚くと同時に、喜んでいたそうです。つまり、これらの組織は時代の要請を受けて生まれた組織だとわかります。

ラルーは、当初、このタイプの組織は主にサービス業（医療や教育）にあるだろうと予想していました。その分野で働く人は自分の仕事を天職と考え、利己的な動機を追求することより、組織全体の高貴な目標を達成しようとするのではないかと考えていたからです。しかし、予想とは異なり、非営利組織だけでなく営利企業も含まれていたのです。事業分野も、教育や医療だけでなく、小売り、メーカー、エネルギー、食品など幅広い分野におよんでいました。

ラルーは、このような組織を立ち上げる際の参考になるようにと、組織の構造、慣行、プロセス、文化を詳しく調べ、組織の共通点や運営方法を調査した結果を本として発表しました。それが“*Reinventing Organizations*”（進化型組織、ティール組織）[74]であり、世界一七カ国語に翻訳され六〇万部を超えて売れているのです。邦訳本の『ティール組織――マネジメントの常識を覆す次世代組織の出現』は「ビジネス書大賞２０１９」経営者賞など数々の受賞をしました。[75]

ティール組織は経営の分野で話題になりましたが、医療の分野で関心を持つ人はあまりいません。わたしは、これが次の時代の人間社会のあり方、人の関係性のあり方を示唆するものではないかと、強い関心を持ちました。それは、三〇年以上にわたってわたしが考えてきた新しい医療の姿とオーバーラップして見えたからです。

ティール組織、かものは色の社会

ティールとは、鴨の首のあたりの青と緑の中間の羽の色をさします。実は、この色は、わが国でも古くから「かものはいろ」と表現され、健康・長寿を願う縁起の良い色でした。

「水鳥の　かもの羽色の　青馬の　今日見る人は　限りなしという」

万葉集の中に大伴家持の和歌として「かもの羽色」が登場します。年初に青い馬を見れば、一年間を無病息災で過ごせるという中国からの言い伝えがあり、新年を迎えて健康に過ごしたいと願う民が神社を訪れ、賑わっている様子をうたったものだそうです。

現在でも、上賀茂神社、住吉大社、鹿島神宮など伝統と格式のある神社で、一月七日に白馬《あおうまの》節会《せちえ》が開かれ、白馬神事《あおうましんじ》が行われています。実際に神社内を巡拝するのは白馬ですが、あおうまと呼ばれているのは万葉の時代からの由来なのです。

ラルーは、歴史学、文化人類学、発達心理学などを参考にして組織を色で分類し、無色、マゼンタ（紅紫色）、レッド、アンバー（琥珀色）、オレンジ、グリーン、ティールと表現しました。この色分けは、ケン・ウィルバーのインテグラル理論(76)を参考にしていますが、全く同じ色分けというわけではありません。以下に、無色からティール色の組織まで人類の組織づくりの変遷を簡単に紹介します。

①無色の時代：人類初期の発達段階です。受動的パラダイム。
家族や血縁関係などの十数人までの小さな集団で暮らし、他人と自分、環境と自分を完全に区別できていません。主に狩猟を生活の糧としており、組織も育っていません。
②マゼンタの時代：神秘的パラダイム。
集団が数百人の単位でつくられる部族に拡大し複雑な共同作業が可能になります。世界は神秘的であり、儀式を行い、古老や巫女に従うことで安心を得ます。未来を予測しての行動はほとんどなく、生後三〜四ヶ月の子供に相当します。
③レッドの時代：衝動型パラダイム。
一万年ほど前に出現した組織であり、数万人レベルの大きさになります。自我が目覚め、自分を他者や世界から異なる存在として認識します。恐れを感じ、死を現実的なものとして意識します。強者が弱者を力で支配し、感情が抑制されることはなく衝動的な暴力がふるわれます。アメ

とムチの人間関係で役割が分担されます。力こそが全てで、大規模な奴隷制がつくられます。

④アンバーの時代：順応型パラダイム。

農耕社会が発展し、国家が形成され、文明や制度、官僚制や宗教団体などが形づくられます。階級社会で社会の安定が好まれます。因果関係が理解され、将来に向けて計画を立て活動します。社会が共有する正しい方法やモラルがあり、規則と道徳から外れることは恥ずかしいこととされ、罪の意識を感じます。

⑤オレンジの時代：達成型パラダイム。

「正しい」「間違っている」という絶対的な価値観でなく、「このほうが他のものよりも能率がよい、効率がよい」という相対的価値観になります。意志決定は、倫理から有効性に変わります。科学・技術の進展、革新的な技術開発が重んじられ、起業家精神が尊重されます。命令と統制から予測と統制へ移行します。リーダーには説明責任が生じます。能力主義・実力主義であり、下剋上が起きます。現在のビジネスや政治で支配的な世界観です。

⑥グリーン型組織：多元型パラダイム。

オレンジの時代の過度な物質主義・競争主義の反省から、平等と多様性が重視される組織が生まれます。感情に敏感になります。あらゆる考え方が等しく尊重され、公平、平等、調和、コミュニティー、協力、コンセンサスを求められます。非営利組織、社会事業家、地域社会活動家の中に見られる組織です。活動が停滞し動き出さないという欠点があります。

⑦ティール組織：新パラダイムで進化型組織（Reinventing Organizations）。
セルフマネジメント、全体性、刷新し続ける目的の三つを特徴とする生命型の新しい組織です。管理職からの指示や管理によって運営するのではなく、組織に参加する各自が自主的に判断し、自律的に活動し、オープンに意見を出し合える組織です。

実存的変容（実存的転換）とは

こんな夢のようなティール組織の運営が可能なのだろうかと疑問がわきます。天外伺朗氏は『実存的変容』[77]で、全盛期のソニーはティール組織であったこと、人類が実存的変容を経過することによりティールの時代が実現するのではないかと述べています。そして、実存的変容を起こした人の特徴を次のように述べています[77]。

1．自分に対して：出世、名誉・名声・金のために競争的ではなく、目標や夢を追いかけることを優先しない。美しい物語にあこがれず、理想を追うのではなく、「いい人」「強い人」「立派な社会人」「人格者」を装わず、素の状態で生きている。自分の弱さや欠点を否定せずオープンであり、自分と他人、あるいは他人同士を比較しようとしない。存在しているだけで価値があると感じている。

2．外部の出来事や他人に対して：良い・悪いの判断をせず、起きた出来事や結果、自分や他人の行為、自分や他人をありのままに受け取る。判断を保留することができ、整理された秩序を求めず、秩序のない混沌（カオス）の中で居心地の悪さを感じない。「正・誤」の判別をせず、誤を切り捨てない。「正義」を振りかざして「悪」を糾弾しない。世の中の現象に、論理的で美しい説明や理由付けを求めず、そのままにあることを認め、結果も淡々と受け入れる。「善人」と「悪人」を切り分けず、抱えている葛藤の重さが違うだけと認識する。他人を批判せず、他人、自分、組織、世論を「コントロールしよう」としない。他人の意見を説得したり変えようとしない。自分と異なる意見、思想、価値観、文化の人と一緒にいても居心地の悪さを感じない。他人の問題行為、わがまま、エゴむき出しの行為に対して、嫌悪感を抱かない。自らの「自己顕示欲」の存在をしっかり把握し、むき出しにはしない。パートナーに対して、独占欲や嫉妬心が希薄で「無条件の愛」が発揮される。

3．自分自身と自分や外部との関係性：自分自身、起きている出来事、他人との関係などに対して、客観的に見る視点（メタ認知）を確保している。自分や自分の言動がどう見られるかを気にせず、自分を無理に他人や社会に合わせたり、おもねらない。

4．むやみに過去を悔やまず、未来を思い煩わず、自らを明け渡し、宇宙の流れに乗る。

ティール組織に関するセミナーで学んだこと

天外氏の述べる実存的変容、いわゆる無為自然の境地には、とても到達できそうにないと考えてしまいますが、確かに、世の中がこんな人ばかりになれば、よい社会ができることは間違いないでしょう。しかし、そんなことは非現実的ではないかと考えました。そこで、二〇二三年一月から三月に開催された天外氏のティール組織に関するセミナーに参加してみました。

セミナーに参加し最初に驚き、やはりそうなのかと感じたのは、「わが国でティール組織をつくろうと目指した企業のほとんどが失敗している」ということでした。経営陣を含めて参加するメンバーの意識が変わらないままではうまく運営できないというのです。特に、組織トップの意識の変化が大切であり、職員を効率よく働かせて利益を上げようとするトップの下では成功しないというのです。

二つ目の驚きは、ティール組織は上下関係のないフラットな組織ではないことでした。誰もが意見を出しやすいオープンな組織ではあっても、全員が平等なフラットな組織ではないのです。ティール組織はフラットでオープンな組織と紹介されている記事がネット上には多いのですが、ラルー自身が、「平等であることはティール組織の特徴ではない」と明確に述べています。そして、オランダの訪問看護の組織、ビュートゾルフの特徴を、次のように説明しています。

ここで非常に重要な、しかし実に誤解されやすいポイントを明らかにしておきたい。ビュートゾルフのチームには、上司と部下といったピラミッド状の序列はない。ただし、このことはチーム内の看護師全員が「平等」であることを意味しないという点だ。部下を支配する上司という上下関係が存在しない代わりに、自発的な階層、つまり評判や影響力、スキルに基づく流動的な階層が発生する余地が生まれるというわけだ。

三つ目の驚きは、ティール組織ではピーター・カーニックが提唱する「ソース」と呼ばれる存在が重要なことでした。ラルーは、『ティール組織』を書いた後に、カーニックのセッションで「ソース原理」を学び、「もし私が事前に知っていたら、必ず『ティール組織』で紹介していた」と本人がYouTube上でも述べているのです。

わが国にソース原理を解説した本は、二〇二四年十二月の時点で、トム・ニクソンの『すべては1人から始まる』[78]であり、ステファン・メルケルバッハの『ソース原理』ですが、ソース原理についてはまだほとんど知られていません。しかも、ソース原理は難解であり、このセミナーだけでは十分に理解することができませんでした。そこで、二〇二三年七月中旬にカーニックによる「ソース原理のワークショップ」が開催されることを知った時、思いきって参加することにしたのです。ワークショップは、カーニックの高弟ステファン・メルケルバッハ[79]が中心になって講義し、カーニックが補足やコメントを加える形で進められました。

ソース原理を学ぶ

　ソース原理では、何らかの事業を開始する時には、必ず一人のソースによって起ち上げられるとされます。ソースは、直感（intuition）によって呼びかけ（calling）を感じ、それに応答しようとリスクをとり行動した人がソースになります。ソースが開始しようとする事業について発信し、それに賛同し同行する人が集まり組織がつくられます。組織内ではオープンな対話が行われますが、最終的な判断はソースの責任に委ねられます。組織の活動範囲を決定するのもソースです。一方で、組織に参加するソース以外の個人も、各自が自分の人生のソースであるとされます。

　カーニックは企業向けのコンサルティングをする中で、よいビジョン（活動計画）やパーパス（活動目標、社会的存在意義）をもちながらも活動が停滞する組織は、リーダーが金に対しての歪んだイメージに支配されていることに気づき、リーダーの価値観を確認しそれを改める作業として、「取り戻しワーク」を開発しました。「取り戻しワーク」により価値観を転換できた人は、直感を得ることが可能であり、ソースと呼ばれる存在になりうるというのです。ソース原理は、このような活動をしてきたカーニックにより生み出されたのです。

ソースのレスポンシビリティ

ワークショップでは、ソースのレスポンシビリティが強調されていました。Responsibility という言葉は、通常、責任と翻訳されます。日本人が責任と聞くと、「責任をとれ」「連帯責任」などの言葉を連想し、「他人から要求されて受け入れざるをえないもの」と考えがちです。そのため、日本人受講生にとって難解な部分でした。

ところが、Responsibility は response（応答する）と ability（能力）が合体した言葉であり、自らの意志により応答する能力という意味であり、むしろ使命感に近いものなのです。

フランクルは、『それでも人生にイエスと言う[80]』の中で次のように述べています。

生きるとは、問われていること、答えること、自分自身の人生に責任をもつことである。ですから、生はいまや、与えられたものではなく、課せられたものであるように思われます。生きることはいつでも課せられた仕事なのです。このことだけからも、生きることは、困難になればなるほど、意味のあるものになる可能性があるということが明らかです。

ソースは、時代や場所・環境から必要とされている呼びかけを直感で受け取り、それに対して応じようと決断した人です。その意味でとてもスピリチュアルな存在であるということができる

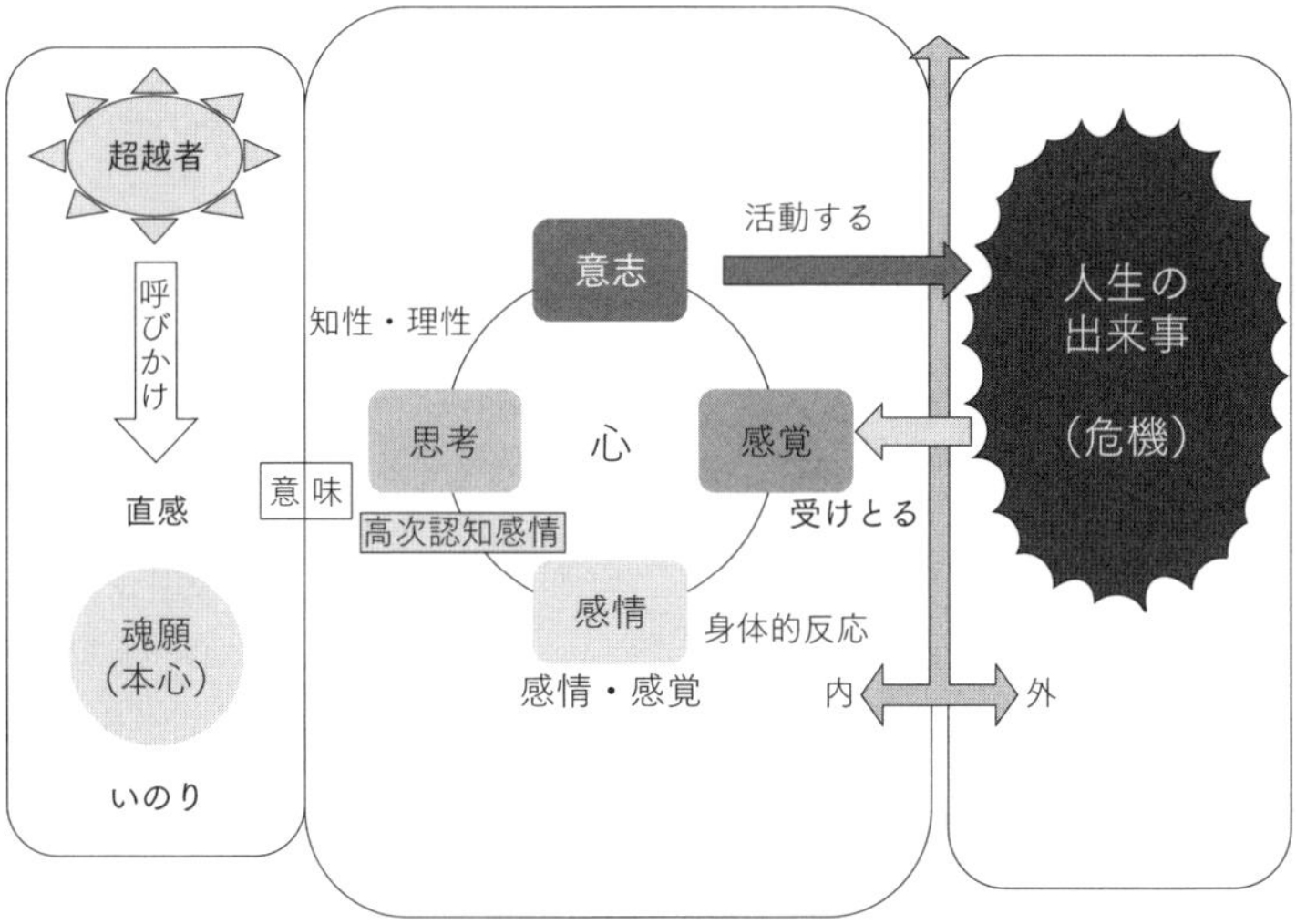

図11 呼びかけはどこからくるのか？

でしょう。

ソースとは何をさすのか

このセミナーに参加した最大の目的は、「ソースとは一体何をソースとしているのか」、すなわちソースと命名した意味をカーニック本人から直接聴くことでした。事業の「起点」や「源」になる言葉としてのソースなのでしょうが、ソースが何に由来するものか、calling（呼びかけ）はどこからもたらされるのかを問うてみたかったのです。セミナー期間中にカーニックに隣席する機会があり、次のように質問しました。

「わたしが信仰している日本の宗教（大本）では、すべての宗教の根源は同じであり根が同じである（万教同根）と教えられています。そして、宇宙にはその源《おおもと》となる神（God）がいて、各個人には神から分け与えられた魂（Soul：分け御魂）が宿るとされます。あなたのいう呼びかけは、神や自分の魂としてのソースから来るものとわたしは理解しましたが、その理解で問題はないでしょうか？」と質問したのです（図11）。

カーニックはニコッと笑い大きくうなずき「その通りだ」と返答してくれました。

ソースをGodやSoulという言葉で表現すると、欧米社会では、それぞれの人や宗教・宗派の文脈の中で理解するGodやSoulがあり、解釈が異なってくる可能性があります。そのために、誤解が生じにくい言葉として、Sourceと表現したのだろうと、わたしは理解しました。

ソースは呼びかけに応答するスピリチュアルな存在である

一般的に、スピリチュアルという言葉は、経営や医学の分野では避けられます。なぜなら、その単語を使うことによって仲間や友人の信用を失ったり、遠ざけられる傾向があるためです。特に、わが国では、テレビ番組などで商業主義的にスピリチュアル・ブームが作られた時期があったため、理知的な人の中ではスピリチュアルを嫌う人が多いのも事実です。結果として、欧米の書物を翻訳する時にも、スピリチュアルと表現することは避けられてきました。

ラルーの“*Reinventing Organizations*”[74]にはspiritualが四一箇所、spiritualityが一一箇所出てきます

が、翻訳書『ティール組織』[75]では、「スピリチュアル」は四箇所、「スピリチュアリティ」は二箇所しか出てきません。spiritual、spirituality は、「精神的」、「精神性」と翻訳されているのです。

一九四七年のＷＨＯによる健康の定義は "A state of complete physical, mental and social well-being and not merely the absence of disease or infirmity." であり、日本ＷＨＯ協会や厚労省のホームページ上に見られる翻訳文は「健康とは、病気でないとか、弱っていないということではなく、肉体的にも、精神的にも、そして社会的にも、すべてが満たされた状態にあること」となっています。つまり、mental が「精神的」と翻訳されているのです。

一方で、一九九八年に健康の定義の改正案が検討された時、肉体的（physical）、精神的（mental）、社会的（social）の三つの次元に加えて、spiritual の次元を加えることが議論されました。その spiritual を、精神的と翻訳されてしまうと、mental と spiritual の違いが全く区別できなくなります。

二〇〇二年に翻訳された『糖尿病エンパワーメント』でも同様に、spiritual が精神的と訳されています。この訳語では著者が伝えようとした spiritual の本来の意味が伝わりません[59]。

フレデリック・ラルーも、ピーター・カーニックも、spiritual という表現を明らかに物質主義に対する言葉として使用しているのです。したがって、彼らの使う spiritual は、「精神的」ではなく、現時点では片仮名のまま「スピリチュアル」と翻訳しないと、本質的な理解が難しいのです。

spiritual をどう日本語訳するかの判断は、対象とする読者や時代によって異なってくるのでしょうが、わたしは現在は精神的ではなくスピリチュアルという訳語を医学でも経営の分野でも使ってよい時代になっていると考えています。

医療における祈りとスピリチュアリティを再考する

これから迎える時代の医療で大切になるのは、ＡＩやロボットなど機械で置き換えることができず、人間だからこそ行えるものであると考えられます。そして、それは「ケアとアートと祈り」ではないかと考えています。この三つの項目は、「いのちの研究会」でも今後の社会で大切にされるべきものとして採りあげてきました。

医療の世界では、祈りについては議論することが避けられてきました。そんなことについて話そうとすると、無視されるのが現実でした。医療に限らなくても、祈りについて他人と対話することはとても難しく感じられるのではないでしょうか。

祈りとは

祈りという言葉から連想するものは、個人によって異なります。「祈りの方法」は宗教・宗派によって異なりますし、「何を祈るのか」、「どのように祈るのか」は同じ宗教や宗派の中であっても、個人によって異なります。そのため、「祈り」について対話しようとしても、共通の理解がないためにすれ違いが生じやすい話題になります。

祈りと聞いた時、あなたはどんな姿を思い浮かべるでしょうか。

「お正月に神社にお参りをして今年一年の無事をお願いしているところ」、「大学入試の合格祈願をしている様子」、「病気を治してください」と病気平癒祈願するのも、その一つでしょう。寺院で念仏を唱えること、護摩を焚いて念願を叶えてもらうこと、禅堂で坐禅をすること、般若心経を唱えること、などを祈りと考える人がいるかもしれません。キリスト教の教会でミサに参加することも祈りでしょうし、神父さんに従い祈りの言葉を唱和することも祈りです。一方で、マザー・テレサが一人で真剣にお祈りしている姿を思い浮かべる人がいるかもしれません。

このように考えてみると、一体、祈りとはどのような行為をさすのかが判らなくなってしまいます。「神」と同様に、「祈り」も、その人の持つ宗教、文化、生活歴によって理解が大きく異なるからです。

右に述べた行為を全て包含するものとして表そうとする、すなわち、祈りの本質を考えるなら、「祈りは、神または仏、ハイヤーパワーなどと表現される存在、そして自分の魂と対話しようとする行為」と理解すれば、宗教・宗派を越えて対話がしやすくなるのではないかと、わたしは考えています。

一般に祈りというと、何か神様にお願いをし、それを叶えてもらうことのように言われますが、それは祈りとしてあまりよいものとは言えないようです。メルケルバッハ氏が二〇二三年末に来日した際、祈りについて話し合う時間がありました。彼は敬虔なカトリックの信仰者ですが、祈りには四つの形態があるといいます。①願い事をする、②神を賛美する、③自分の罪を認め告白する、④神の恵みに感謝することのいずれもが、大切な祈りだというのです。願い事、誓願をする際には、個人的な我欲のためにではなく、健康、安全、幸福、成就、成長など、日常生活で直面する課題や望みを請願するのであり、それ以外には、他人に対しての祈りや世界平和の祈りなどが望ましいと考えられていると説明してくれました。それはわたしが理解してきた祈りとほぼ同様のものでした。つまり宗教や宗派を越えて理解される祈りなのだと思います。

次にあげるのは、スピリチュアルケアの師キッペス神父が作られ臨床パストラル教育研究会で唱えていた祈りの言葉です。ここでは神に代わる言葉として、「命の源」が使われています。キッペス神父は、スピリチュアルケアの学びの場では、神を使うのではなく「命の源」という表現が適切と考えていたのです。

使命を果たすための助けを願う祈り

「命の源」

この国で、10年以上の間、毎日80人を超す人々が自分の命を自分で絶ち、その他にも３０００人あまりの人がこの世から旅立っています。登校できない人や無職にされた人、ＤＶにあった人、ホームレス、離婚した人、寝たきりの人たち、日々の繰り返しの中で人生の生きる意味を見いだせない人、施設や病院で死に直面して苦しんでいる人などは、少なくありません。これらの人々は周りから助けを必要としています。

私たちはそれぞれ豊かな内面性を与えられています。けれども、それを十分に活かしていません。私たちセンターのメンバーは、一人ひとりの中に内在している心の力を発見し、それを生かす使命をいただいていることを自覚しています。

どうか私たちの使命と目標への自覚を強め、それを力強く追求し実行し、勇気を持って社会において働き続けるための英知、ビジョン、忍耐、支えをお与えください。

今、医療機関で働く臨床パストラルケアワーカーが、周りからの理解と協力に支えられて活動し、生活保障も与えられますように。また、関わっている方々の心と魂の健康がより輝き、人生を全うすることができますように導き、見守ってください。

祈りを求めている私たちに耳を傾けてくださったことを信じ、感謝いたします。

聞いてくださる「命の源」ありがとうございます。

このキッペス神父の祈りの言葉は、自分たちの活動が広がり社会に平安が来ることを願うものです。活動を一緒にしている人が唱和することにより連帯を高めるものであったのです。祈りの唱和には連帯を高める作用があります。

二〇二四年三月上智大学グリーフケア研究所の修了式で名誉所長の高木慶子シスターが挨拶された時に、次の祈りの言葉が紹介されました。

（作者不明）

ある兵士の祈り

成功するために神に力を願いましたが、
　与えられたのは謙虚さでした。従うことを学ぶために
善行するために健康を願いましたが、
　与えられたのは病気でした　より善い行いをするために
幸せになるために富を願いましたが、
　与えられたのは貧しさでした　賢くなるために
人から尊敬されるために能力を願いましたが、
　与えられたのは弱さでした　神を必要とするために
人生を楽しむためにすべてのものを願いましたが、

与えられたのは命でした　すべてのものに感謝して生きるために
私が欲したものは　何も与えられませんでしたが、
　声に出さなかった祈りが聞き届けられ、
私は誰よりも豊かで祝福された人間となれたのです。

この祈りの言葉に、祈ることの本質が表されているように感じます。自分の身勝手な願いを叶えてもらうことが真の祈りではなく、「神の御心のままに」と神と対話することが祈りなのです。大本の祈りは「かんながらたまちはえませ」で終わります。何か願い事はしても、神様の御心のままにという言葉でしめくくるのです。

平安の祈り

神さま、私にお与えください
自分に変えられないものを受けいれる落ち着きを
変えられるものは変えていく勇気を
そして二つのものを見分ける賢さを
今日一日を生き　この一瞬を享受し

苦しみを平和に至る道と受け入れますように。
この罪深い世界を、私ではなく、神さまの御業として
あるがままに受け止めますように。
神さまの意志にゆだねれば、
すべてをあるべき姿にしてくれると信じられますように。
私はこの世を生きて幸せでしょう。
神さまと共にあることに、
このうえない幸せを感じることができますように。

これはラインホルド・ニーバーの平安の祈りです。特に最初の四行が有名であり、アルコール依存症の集まりＡＡで毎回唱えられているものです。ここにも神様の意思にゆだねることが誓われているのです。

ソース原理の中で、ソースは呼びかけを感知し、その呼びかけにリスクをとりながら勇気を持って応えようとする存在であるとされます。呼びかけを感知するための行為が祈りであり、発心して行動を起こさせるものが祈りであると考えられます。それは、どの宗教や宗派にも共通するものであり、特定の宗教を持たない人にもあてはまるものだと考えられます。

スピリチュアリティと「いのち」

第三章でも述べましたが、医療の分野では、二〇〇〇年を過ぎた頃からスピリチュアリティやスピリチュアルケアの理解が徐々に進んできています。医療現場にスピリチュアルケアを必要としている人が存在し、その要求に対して一つの宗教や宗派だけでは応答することが難しいこと、そして医療者にも対応が求められていることが認識されてきたからです。

スピリチュアリティという概念が広まってきた理由の一つは、組織としての宗教に対する反発や拒否感が欧米諸国で広まってきたことです。そして、そうした人々の間で、SBNR（Spiritual but not Religious：スピリチュアルは信じても、宗教は信じない）という言葉が使われてきました。

医療現場で、ケア者と患者さんが対話をするときに、「神」や「魂」という言葉を使うことは原則的にありません。そのようなことを嫌がる人もいるし、宗教に強引に引っぱりこまれるのではないかという警戒感があるからです。そのような場でも、スピリチュアリティという言葉なら比較的抵抗感が少なく使いやすいように思われます。

今後、スピリチュアルケアに関して、医療者と宗教者が対話すること、宗教者同士が対話することがますます大切になっていくと考えられます。そんな時に、神や仏、ハイヤーパワーを表す言葉として、どのような日本語がふさわしいのでしょうか。わたしは「いのち」が多くの人にとって違和感が少なく受け入れられやすい言葉なのではないかと考えています。

わたし自身が、「いのちの研究会」に参加してきたこと、キッペス神父が「命の源」という言葉を使っていたこと、ソース原理のカーニック氏がSource of Life（いのち（人生）の源）という言葉を使っていることなどから、わたしはそのように考えることになりました。高木慶子シスターも、スピリチュアリティの日本語として、いのちが適切ではないかと述べられています。[81]

フランクルの「人生の意味」について

フランクルはユダヤ教の敬虔な信仰者でしたが、その著作物ではできる限り「神」という表現を避けようとしていました。それは、科学者として発言しようとしていたこと、そして「神」という言葉は受けとめ方が個人によって異なるためではないかと思われます。

フランクルは、ユダヤ教ラビ（聖職者）であるピンハス・ラピーデと信仰をめぐる対話をし、『人生の意味と神』を出版しています。[82] 同書の「はじめに」には、二人の連名により次のように述べています。

心理療法と神学、そして学問〔科学〕と信仰はひじょうに長いあいだ攻撃ないし無視し合ってきましたが、無駄でありました。したがって今や両者のあいだで、開かれた対話を思い切って行うべき時です。それぞれが――それぞれの事情に応じて――人間の救済ないし治療を促進しようと努めているのですから。

この意味においてわたしたちは、一九八四年八月にウィーンで胸襟を開いてこだわりのない対話をおこないました。その対話はさらに先へ導く新たな洞察をわたしたちふたりに与えてくれました。

この対話の原稿が出版に至るまでに何度も紆余曲折があったようです。一九九七年にはフランクルとラピーデが亡くなったことで出版は一旦中断となりました。しかし、二〇〇四年、フランクル研究所の私的文書保管室から原稿が発見されたことにより、二〇〇五年にドイツ語版が刊行され、二〇一四年には邦訳版が出版されることになりました[82]。

科学と信仰について対話をし、それを公表することの難しさがこの一連の経緯の中に現れています。一方で、フランクルとラピーデは、科学と信仰についての対話を勇気を出して行うべき時期が訪れていることを認識していたことがうかがえます。

フランクルは、「人生に意味を問うのではなく、人生から問われている」ということを、『死と愛』の中で次のように表しています。

> 人生①が人間に問いを発してきている。したがって人間は、人生②の意味を問い求める必要はないのだ。人間はむしろ、人生③から問いかけられている者なのであって、人生④に答えなくてはならない。人生⑤に責任を持って答えなくてはならないのである。そして人間が答えるこの答えは、人生⑥からの具体的な問いに対する具体的な答えでなくてはならない。[67]
>
> （傍線および丸囲み数字は引用者による）

右記の文章で、人生①、③〜⑥と人生②は、表現するものが明らかに異なっています。人生②はその人個人のものであり、人生①、③〜⑥は超越者、神などに相当する概念と考えられるからです。

フランクルは『それでも人生にイエスと言う』[80]の中で、問いかけに反応する相手について、次のように表現しています。

> ある人はこの責任を自分の良心に対して感じたかもしれません。べつの人は神に対して、またべつの人は離れたところにいるひとりの人間に対して、この責任を感じたかもしれません。このような相違は大した問題ではありません。

つまり、問いかけに答える対象である人生という言葉には、「自分の良心」と「神」、そして

「離れたところにいる人」の三つの概念が含まれていることを示し、そして、それ自体は大した問題ではないとフランクルは述べているのです。しかし、一般的に、日本語では「神」と「自分の良心」を「人生」に置き換えることはできません。フランクルにとっては、「神」と「自分の良心」「他人」を包括する概念が彼が応えようとする相手であるのです。

さて、日本語の翻訳書において人生と訳されてきた言葉は、ドイツ語の原文の中ではLebenと表現されています。英語訳の本ではLifeと表現されています。前述の人生①、③〜⑥は人生と訳されてしまうと日本語として意味をくみとることができず、あいまいなままに放り出されてしまうことになります。

わたしはLeben（Life）を「いのち」と翻訳すれば、人生①、③〜⑥と、人生②の全てを包含する適切な訳語になるのではないかと考えます。「いのち」であれば、「神」に置き換えることも、「自分の良心」、そして「人生」に置き換えることが可能であると考えたからです。

ちなみに、クリスチャンの方は、人生に問われているという表現に抵抗感がないということでした。それは神から与えられたものが人生であると考えているからであり、おそらくLeben（Life）が人生と翻訳されてきた書に今まで慣れ親しんできたからではないでしょうか。

いのちの源により、地球上にＤＮＡをもった生物が創造され、そのいのちが分裂し多様化する経過の中でヒトが生まれました。ヒトはお互いにケアをする中で集団生活をつくり、集団が大きくなる中で言葉が生まれ、認知革命が起こり、文化をもつ人間（ホモサピエンス）になりました。そして、宗教や医療を生み出してきたのです。いのちが軽んじられてきた現代社会において、改めて、「いのち」について再考することにより、いのちを大切にする医療を復興させる基盤ができるのだと思います。

新しい医療は、かものは色（ティール）の世界にひらける

今後、社会全体がティールの方向に向かっていくとすれば、「ティール組織」や「ソース原理」が、医療とどのような関係になり、どのように影響をしていくのでしょうか。

このことを（1）患者さんが新しい医療の中で病気に向かう姿勢、（2）医療者と患者の関係性、（3）医療機関におけるティール組織化、の三点から考察したいと思います。

（1）患者さん個人の受ける医療をティール組織とソース原理の視点から見る

ティール組織の特徴は、①セルフマネジメント（自律性）、②ホールネス（全体性）、③エボリ

ューショナリー・パーパス（状況に応じて目標を柔軟に設定し続けること）です。この三点は、個人が受ける医療においても重要であると考えられます。

①セルフマネジメント（自律性）、一人一人がソースであること

医療は、人類が生み出してきた病気に対する対処法です。近年、病気に対する医療の主人公は、医療者でも患者の家族でもなく、患者さん自身であると考えられるようになってきました。難病や慢性病でセルフマネジメントが大切であることが一九八〇年代より次第に言われ始め、慢性病の時代を迎えた二一世紀では、患者さんの自律性とセルフマネジメントが求められています。

カーニックはソース原理において、「誰もが自分の人生のソースである」と表現しています。[78][79]個人が持つ病気に対応するソース（中心人物）も患者自身なのです。これからの医療では、患者さんは自分の目標を柔軟に設定し、その目標に向かって専門家である医療者や患者家族、友人と協働する関係を持つ医療が必要とされます。

②ホールネス（全体性）

フランクルは医師（医療者）によるスピリチュアルケアが医療現場で求められていることに気づき、ロゴセラピーと実存分析を提唱しました。[49][67-69]永田先生が提唱する全人的医療では、患者の臓器を対象とするのでなく、患者のいのち全体を対象とする診療を目指してきました。[61][62]ハッチントンの全人的ケアでは患者のもつ深い部分の望み、切望（longings and yearnings）をも含めたケアが提唱されています[72]。

これらは、すべて患者のいのち全体を対象として行なう医療の試みであり、ティール組織で求められている二番目の特徴、全体性に通じます。

ソース原理では、ソースが行動を開始するためのアイデアを受け取る方法として、①直感、②振り返り、それを活用すること、③対話すること、を大切にします[79]。この三つは、患者自身が本当にやりたいこと（願いや魂願）を見つけるための方法と共通するものであり、医療者がスピリチュアルケアや全人的医療をすすめる上で重要な方法でもあります。

③エボリューショナリー・パーパス（目標を柔軟に設定し続けていくこと）

慢性病や難病をもつ患者さんは、病気の経過の中で様々な事件に遭遇することになります。例えば、腎臓病では腎不全が進行し食事が制限される、人工透析を開始する、死期が迫ってくるなどの事件が次から次へと生じてきます。そして、それらの事件が起きるたびに、患者さんは目標を再設定していくことが求められます。

エボリューショナリー・パーパス、すなわち状況に応じて目標を柔軟に設定し続けることは、慢性病を持つ患者さんにとって重要な対処法です。

このようにティール組織とソース原理は新しい時代の医療と中心原理が共通することがわかり

ます。

（2）医療者と患者の関係性をティール組織とソース原理から考える

ティール社会の本質は人と人の関係性のあり方の変化にあります。

人類は歴史的変遷の中で、生産手段、エネルギーの利用方法、交通手段、情報の伝達手段などの変化により、それぞれの時代に新しい人と人との関係性を創り、組織を生み出してきました。組織のあり方の変化は歴史的必然性のもとに変遷してきたのです。

以下、医療において、ティール組織における関係性が出現する必然性について考えます。

古老や巫女に従い儀式を行うことで安心を得ようとする神秘型（マゼンタ型）、武力や恐怖心によって支配するレッド型（衝動型）、規律や規範を重視し、権威主義的なアンバー型（順応型）、科学の進歩とイノベーションを大切にし、実力主義で利益第一とするオレンジ型（達成型）、平等と多様性を重視し人間第一主義のグリーン型（多元型）を経て、ティール組織は生まれてきました。

この変化に対応するかのように、医療でも同様の変化が起きてきました。医師が呪術者としての役割を持った時代から始まり、経験や智慧を集積する医療になり、神学部、法学部とともに医学部が大学として創設された中世には、医学部教育を受けたアンバー型医師が権威をもちました。

その後、近代科学の振興とともに、科学的思考をもつ医師、高度な技術をもつ医師がオレンジ型医師として誕生します。

現代医学の進歩の中で、医師は専門分化・細分化が進み、医師以外の医療者（看護師、薬剤師、栄養士、理学療法士など）が誕生し、専門分野がさらに細分化され、分業化されてきました。このような経過の中で、医療における全体性が失われてきました。専門医は専門とする分野の病気にしか関心を持てなくなり、専門分野の病気であっても有効な治療法や医療技術がない患者には関心を失っていきます。科学的思考の医師は、診療する際に、マニュアルや診断・治療ガイドラインに患者をあてはめようとし、マニュアルに従っても良くならない患者は自分の責任ではないと考えてしまいます。

医師の指示に従わない患者を、コンプライアンスのない患者、悪い患者ととらえてきましたが、そのことが、患者のセルフマネジメント力を奪ってきました。

個々の患者さんの医療では、長期的に固定した目標があるわけではありません。何らかの事件が起きれば、目標を見直し、再設定することが常に求められます。また、患者さんのもつ価値観や生活状況は多様であり、医療における目標設定は柔軟であることが求められます。

このように考えると、現代医療はその歴史的経過の中で、人間の持つ自律性、多様性、いのちの全体性、医療の目標の柔軟な設定などに対する配慮を、構造的に奪ってきたこと、失わせてきたことが理解できます。それを取り戻そうとするのが、いのちを大切にする新しい医療の方向性であり、ティール社会にふさわしい医療でもあるのです。

現代社会が生み出したのが現在の医療であり、現代社会が抱える欠点をそのまま抱えています。ティール組織は現代社会がもつ弱点を是正するものとして出現しました。ティールの社会になれば、市民はティール社会の三つの特徴を当たり前のものと考えることになり、医療に対しても、全体性、個別性、目標の柔軟性を要求することになるのです。

(3)医療機関の中における組織のティール化

ティール組織は、経営術としてとらえられてきたため、医療者の中で関心をもつ人は限られていました。しかし、それは単に営利企業の経営術ではなく、非営利企業や非営利組織でも通用する「新しいタイプの組織のあり方」であり、「人と人の関係性の持ち方」なのです。
ティール組織の代表的な成功例としてオランダのビュートゾルフがあります。それ以外にも、医療系のドイツのハイリゲンフェルト（メンタルヘルス病院）、非営利組織としてドイツのESBZ（第七学年から第一二学年の学校教育機関）があげられます。ティール組織では、組織が活性化し、参加する者が自分の能力を活かし易くなり、やりがいをもって働ける組織となります。[74][75]
ティール組織の三つの特徴は、医療機関でも通用します。

①セルフマネジメント（自律的に活動すること）

医療の現場の状況は多様であり、その場で判断しなければならない多くの問題が存在していま す。したがって、マニュアルに沿って定型的な活動をすること、トップの判断を仰いで対処することが向いていない職場です。

専門職として一定レベルの教育を受けた医療従事者は、自主的な判断によって職場で働くことが可能であり、それぞれの職員が、現場で自主的に判断し、活動することが望ましい職場なのです。

②ホールネス（全体性の尊重）

ティールの社会では、ケアする相手の一部分だけ、例えば身体だけや心臓の臓器だけをケアするのではなく、人間全体としてケアすることが求められます。

ケアを提供する人も、機械の歯車や将棋のコマのように、細切れの仕事を部分的に受け持つのでなく、全体的にケアすることが求められます。特定の分野の専門家であるというマスクをかぶり、医療活動に部分的に参加するのではなく、一人の人間全体として医療に素顔で参加します。

ビュートゾルフを設立した頃、オランダでは、看護師の仕事に専門性が求められ、受け持つ仕事の細分化が進んでいたそうです。看護師が担う業務が寸断され、専門別の看護師に仕事が分担され、分刻みに指定された時間で患者さんの家に派遣されケアをしていました。そんな分業体制では、現場の患者さんの要求にうまく対応できず、看護師も不満を感じていたのです。

細分化された分業体制ではなく、看護師が患者さんに全体的に関わることを希望して、創設したのがビュートゾルフです。そこでは、看護師が一人の人間として、患者さんの闘病生活に全体的に関わることができました。その結果、ビュートゾルフの利用者満足度がオランダでトップとなり、従業員の職場満足度も高くなり、従業員が増え続けることで発展したのです。

ケアにおいては、このような全体的な関わり方が欠かせないのです。

③エボリューショナリー・パーパス（目標を柔軟に見いだし続けること）

ビュートゾルフでは組織の目的や目標を柔軟に設定することが大切にされます。専門分野別に分業された業務をテキパキと効率よくこなすのでなく、ケアする看護師一人が患者さんに向き合い、例えば時間をとってコーヒーを飲みながら会話する中で、患者さんに安心感を与えることが可能となり、自律的で実りある人生を患者さんが送るための支援が可能になりました。このことで、患者さんのケアを開始して自立するまでに要した時間は、従来のやり方で医師が想定していた時間の四〇％ですみ、結果的により効率的なケアになったというのです。

地域看護や訪問看護は、長期目標を立てて、計画をたて、活動することが向いている職場ではありません。組織のトップが行動計画を決め、従業員はトップの指示に従って一斉に行動するというトップダウンの運営ではなく、ケアについての必要性が現場で感じられ、解決のための新しい計画をたて、そのための準備ができたステーションから順次活動を開始することで、うまくいった事例が示されています。

例えば、訪問看護の業務に作業療法士によるリハビリのプログラムを導入したほうがよいという提案に関して、トップダウンの命令で全てのステーションで一斉に導入するという方式ではなく、全体会議で成功した例が報告され、その報告に関心をもった施設が手をあげ成功施設からその方法を学び、準備ができた施設から順次始めることで成功をおさめました。

患者さんの希望を優先したケアを提供していくためには、目標設定が固定化した組織では難しく、ケアをする目標を現場で柔軟に見つけ、それを実践することを繰り返していくことが望ましいのです。そのことはティール組織のエボリューショナリー・パーパスと通じる内容であり、従来の管理型組織では対応が難しかったのです。


以上述べてきたように、ティール組織とソース原理の考え方やその運営の方法は、①患者さん個人の闘病のあり方、②患者さんと医療者の関係性のあり方、③医療機関内の組織のあり方にも、多くのヒントを与えてくれるのです。

今、時代の大きな変換期を迎え、医療においても新しい医療への転換が求められています。そのような時に、ティール組織が出現してきたこと、ソース原理が提唱されてきたことは、偶然ではなく、時代がもたらした必然のできごとなのです。

新しい医療は、時代や環境の中で生まれた人間関係の変化によって生み出されるものであり、患者さんを中心とする「いのちの医療」は、ティール社会にふさわしい医療のあり方であるということができます。

ティール組織なんて理想論にすぎないと考える人がいるかもしれませんが、これは現実の世界にすでに存在し、成功している組織を分析することによって見つけだされた組織のあり方なのです。一人のソースの呼びかけ、その呼びかけに賛同した人が周りに集まり、オープンな対話をする中で組織が創られると同時に、その組織の中で活動する参加者に新しい価値観が培われ、実存的変容が比較的容易に行われているのだと考えます。

このような組織を、まず自分の周囲に創り出して、それらをつなげていくことが時代からの呼びかけ（calling）です。この呼びかけに、勇気をもって応えていこうではありませんか。

おわりに

二〇二一年に慶應義塾大学を定年退職した時点で、「患者学」を本としてまとめたいと考えていました。大学病院での医師としての臨床経験、医師や看護師、その学生への教育で考えてきたこと、患者会に参加する中で学び考えたことを伝えたいと考えたのです。

しかし、二〇二一年に「いのちの研究会」を再結成して活動を始め、エムオーエー高輪クリニックでの診療を開始し、上智大学グリーフケア研究所の「傾聴のための人材養成講座」にスタッフとして参加する中で、わたしの医療観にさらに新たな変化が生まれていました。そして、その間にティール組織とソース原理に魅せられ学ぶ機会があり、これから迎える医療や社会のあり方がわたしの中で明瞭にイメージされてきました。

それら全てを組み入れて著すために約三年を要することになりました。その三年間に、スピリチュアルケアの師・キッペス神父、全人的医療の師・永田勝太郎先生がこの世を旅立たれました。

執筆している途中で気づかされたことが多々ありました。一つは、わたしにとって重要な節目の時期に、その都度必要な人に出会わせてもらえていたことです。わたしは、それぞれの時期に面白いと感じたことを行ってきただけでしたが、振り返ってみると、それら全てが「全人的医療」や「いのちをケアする医療」につながっていました。これらの人との出会いも、「呼びかけ」であったことにわたしは気付かされました。

わたしが興味をもってきた活動は、普遍化し、一般化し、統合し、和合する方向性のものでした。「慢性病患者ごった煮会」は、一つの病気に限らずに難病の患者さん全体が参加できる会を目指したものです。市民公開講座「患者学」は医療に関わる人が医療の問題を対等の立場で話し合える対話の場をつくり、患者・市民と医療者が協働できる基礎を創りたいと考えた結果です。「信仰をもつ医療者の連帯のための会」は、信仰をもつ医療者が宗教・宗派を超えて対話できるようにしたいという願いから起ち上げました。このような活動の開始時には、いつも素晴らしい協力者がわたしの前に現れ、その人たちと協働することにより楽しく活動を続けることができました。その出会いに、そして出会うことのできた人に感謝いたします。

中学二年生の頃に、心を動かされた二冊の本がありました。池見酉次郎先生の『心療内科[68]』と、キューブラー・ロス博士の『死ぬ瞬間[47]』です。当時、医師になればこんな医療を実現したいと漠然と考えていました。この頃に、フランクルの『夜と霧[49]』も読み始めていましたが、内容が暗く感じられて途中で挫折していました。

医学部二年生の時、急性B型肝炎を発症しました。この時、病や医療に対する患者の視点を得ました。自分の肝炎の発症がきっかけで、肝臓病に興味をもち消化器内科に入局し、肝臓専門医となりました。

肝炎ウイルスの研究をやりたいと消化器内科に入局しましたが、上司の石井裕正先生がアルコール内科学の専門であり、アルコール性肝障害を研究テーマとし、アルコール肝障害の患者さんを数多く診察することになりました。B型肝炎は母子間の感染、C型肝炎は輸血によるものが多く、ウイルス性肝炎の患者さんはある意味で医療の被害者ですが、アルコール性肝障害は好きで飲む酒量を節制できずに肝臓を悪くした人であり、当初患者さんにそれほど共感的になれないまま診療していました。

慢性肝臓病の患者さんは情報を必要としますが、病院の多忙な外来では患者さんに十分に説明する時間がとれません。都立広尾病院で、苦肉の策として始めたのが「肝臓病教室」でした。インターフェロン治療が始まったばかりで、六ヶ月もの長い期間、毎週三回の注射を外来で受けて、ウイルスの消失率は一〇%程度という治療でした。しかも、副作用がかなり強かったので、治療の開始前に十分な情報提供が必要だと考えた結果の産物でした。

わたし自身B型肝炎ウイルスのキャリアであり、感染症者が嫌われたり、結婚や就職で問題を抱え、周りの家族にさえ恐れられている患者さんの事情を知っており、患者さんやその家族への情報提供が必要と考えたのです。幸い、肝臓病教室は患者さんから喜ばれ、それが全国に広がりをみせました。

肝臓病教室の開催は、病院の収入や医療者の給与のアップにもつながりませんが、患者さんへの情報提供に熱心に取り組んでくれる医師や看護師、栄養士、薬剤師、事務員などが沢山参加してくれました。そのことで、わたしは医療の未来に希望を感じました。患者さんのいのちを大切にしたいという医療者が数多くいることを確信できたからです。

他方で、アルコール依存症の患者さんを長年診ていると、依存症の患者さんは、自分が酒を好きだというだけで飲んでいるのではない、辛い思いを抱えながら酒を飲むことで何とか心のバランスを保とうとしていることに気がつきました。そして、依存症になる前の節酒指導や依存症の治療に関心を持ちました。

大学の同級生で親友である精神科医加藤元一郎君に相談すると、「依存症は医者がいくら治そうとしても治らない。アルコホリクス・アノニムス（AA：アルコール依存症者の自助グループ活動）につなぐことが一番だ」との助言を受けました。そこで、慶應病院内でAAのグループワークの会メッセージを毎月開くことにしました。このメッセージは病院内で行われる模擬AAの会です。

わたしは、このようなAAのグループワークに一〇〇回以上参加し、その中で話を聴くことにより、アルコール依存症患者さんの理解を深めることができました。アルコール外来を続けることにより、生活習慣病と依存症の治療について学ぶことができたのです。

都立広尾病院に勤務していた時に、がんの患者さんの疼痛コントロールから終末期医療に関心を持ちました。ちょうどモルヒネによる疼痛緩和が始まっていました。その中で、「こころと身体の痛み研究会」に参加し永田勝太郎先生に出会うことができました。永田先生を通して、フランクル先生の実存療法と全人的医療を学びました。

一九九七年になると、わたしが信仰する大本が脳死反対運動を展開し始めました。この時、わたしの心は大きく揺り動かされましたが、自分で文献を集め検討することで、脳死判定基準が「全脳の不可逆的な死」を判定するものでないことに気づきました。大本の主張に納得できたので、わたしは「脳死は人の死ではない」と表明しました。このことは、全国の大学の医学部教授会に敵対する位置に身を置くだろうことを決断した結果でもありました。

しかし、そのことがきっかけになり、鎌田東二先生と知り合い、町田宗鳳先生が主宰する「いのちの研究会」につながることになったのです。さらに、そこで島薗進先生より誘いを受けた東京大学での講演会に参加したことで、キッペス神父と巡り会うことができました。

名刺交換をした後、数日たつとキッペス神父より、あなたと会ってゆっくり話をしたいと三つの候補日が上げられたメールが届きました。わたしにとって会うことができたのは、三日のうち一日だけであり、それは一月二九日でした。その日は偶然だったのですが、キッペス神父がドイツからの船旅で神戸港に上陸した日であり、わたしが四国で誕生した日でもありました。しかも、それは、会った日のちょうど五〇年前であったことが後日わかりました。

キッペス神父と出会った頃に、慶応義塾大学看護医療学部の前任の教授が急に退任されることになり、後任の教授選考の話が持ち上がりました。そして二ヶ月という異例に短い期間で、わたしは後任教授として選出され、慢性病態学と終末期病態学を担当することになりました。

わたしは新しい学部に進むことに希望を抱いていました。現在の医療を内側から変えていく力として、看護師の力に期待したからです。

大学を定年退職する前に、島薗先生が所長をつとめる上智大学グリーフケア研究所を訪れスピリチュアルケアを学びたいとお願いしたところ、人材養成講座のスタッフとして受け入れてもらうことができました。ここでスピリチュアルケアについて学び考える機会をもらっています。

定年退職後は、キッペス神父に連れられて訪問したエムオーエー高輪クリニックに院長として迎えられることになりました。このクリニックは統合医療を目指す施設であり、ここで未来の医療として、どのような医療ができるかを試行錯誤したいと考えています。

よろず相談医を心がけ、消化器病も肝臓病も専門医の資格の更新をしないことにしました。専門から離脱し、専門医を捨てることで、わたしが目指す医療をより真剣に追求できると考えたからです。そして、故永田勝太郎先生のクリニックで慢性疼痛を抱える難しい患者さんを診療する機会を得たことで、その患者さんを通して永田先生の診療スタイルを学ぶことができました。

ティール組織に強い関心を持ったのは、その組織のあり方が出口王仁三郎が予言していた次の時代の社会（みろくの世）のあり方に近いものであることを直感したからです[83]。現実世界にそのような組織が生まれ成功していることを知り、驚かされました。こんな組織が世界に生まれているらしいと、大本東京本部の橋本伸作さんにお話しすると、「それは確かにみろくの世の組織に近いですね、でも、大本の予言は横だけでなく、縦がある社会ですから」と言われました。

ところが、天外伺朗さんのセミナーで、ティール組織ではソース原理が必要であることを知らされ、縦があることを知りました。これでティール社会が未来の社会のあり方であると確信したのです。ソース原理の提唱者であるカーニック氏に会うことでわたしの確信はより一層強固なものとなりました。

このように振り返ってみると、わたしはそれぞれの時点で自分が関心や興味を持ったことをやってきただけですが、その都度、必要とする人に出会わせてもらい、学ぶ機会、活動する場を与えてもらっていました。それらの多くは自分が考えたり願ったことでなく、むしろ与えられたものでした。しかし、それらをつなぎ合わせてみると、中学生の頃に憧れた全人的医療、終末期医療、こころの医療に向かって必要なことを学ぶ機会でもあったのです。第八章にあげた「ある兵士の祈り」に強く心が揺さぶられたのは、わたし自身がこの兵士と同じような道を歩んできたせいかもしれません。

科学の急速な発展により、今後、人間は科学との関係をどう折り合いを付けながら暮らすのかが問われています。

わたしは、医療がそのための人類にとっての学習の場になるだろうと考えています、医療は、科学技術を個人として、どう利用できるのかを判断することが求められる場であり、情報リテラシーが育てられます。そこでトレーニングされた能力が、地球環境、原子力発電や軍需産業など公共の場での科学技術の価値やその利用について市民全体が判断することに役立つだろうと信じています。

最後に、わたしのよき理解者でもあり助言者でもあった故阿部英雄さんの言葉を紹介して結びにしたいと思います[84]。

頭の良さよりも心の豊かさ、偉くなるよりも人格の形成、成績主義よりも誠実さ、自分よりも他人の世界が展開され、初めて私たちが理想とする社会の建設に一歩一歩近づく。

そんな社会がもうそこまで近づいていることをわたしは確信しています。同時に、未来の子孫のために、そうしなければいけないと考えています。

謝辞

多くの方のご協力やご助言をいただき、本書を完成させることができましたことを心から感謝いたします。診療室で出会った患者さんだけでなく、肝臓病教室、慢性病患者ごった煮会、公開講座「患者学」、ＡＡのメッセージなどに参加していただいた患者さんとの対話で学んだこと、考えたことから、この本は成立しています。「いのちの研究会」「信仰をもつ医療者の連帯のための会」「VHO-net」などでの討論により、多くのアイデアをいただきました。それらの活動を支援していただいた三橋洋之さん、永野富喜子さんにお礼申し上げます。この原稿の元になりました雑誌「医と食」の連載記事を書く機会を与えていただいた、渡辺昌先生に心から深謝いたします。また、沖縄難病相談支援センターの「アンビシャス誌」、ヘルスケア関連団体のネットワークを支援する情報誌「まねきねこ」、東洋経済オンラインなどに掲載させていただいた関係者にも御礼を申し上げます。これらの文章から引用し大幅に加筆することで本書を書き上げることができました。本書の草稿の段階から目を通しコメントや助言をいただきました、さふじ総合出版研究所の佐藤清靖さんに深謝いたします。そして、大川律子さん、片山紀子さん、大村友美さん、鳥井浩之さん、野口恵子さん、三橋理江子さん、阿部小百合さん、青島望美さん、松田美里さん、中島宏平さん、橋本伸作さん、山田弘子さんなど、多くの方々に読んでいただき感想や助言をいただきましたことを心より御礼申し上げます。最後に本書の刊行に際し、春秋社の小林公二社長、豊嶋悠吾編集長、編集部の柳澤友里亜さん、ほかの皆さまには大変お世話になりました。記して謝意を表します。

　本書の刊行にあたり、一般社団法人日本宗教信仰復興会議の出版助成をえました。

令和七年三月吉日

加藤眞三

参考文献一覧

(1) 広井良典『ポスト資本主義――科学・人間・社会の未来』岩波新書、二〇一五年

(2) ユヴァル・ノア・ハラリ『サピエンス全史――文明の構造と人間の幸福』（上）（下）、柴田裕之訳、河出書房新社、二〇一六年

(3) 宇沢弘文『宇沢弘文の経済学――社会的共通資本の論理』日本経済新聞出版社、二〇一五年

(4) 梶田昭『医学の歴史』講談社学術文庫、二〇〇三年

(5) ロビン・ダンバー『ことばの起源――猿の毛づくろい、人のゴシップ』松浦俊輔他訳、青土社、二〇一六年

(6) ロビン・ダンバー『宗教の起源――私たちにはなぜ〈神〉が必要だったのか』長谷川眞理子解説、小田哲訳、白揚社、二〇二三年

(7) Strandberg TE, et al. Long-term mortality after 5-year multifactorial primary prevention of cardiovascular diseases in middle-aged men. *JAMA*. 1991; 266 (9): 1225-1229.

(8) Strandberg TE, et al. Increased mortality despite successful multifactorial cardiovascular risk reduction in healthy men: 40-year follow-up of the Helsinki Businessmen Study Intervention. *J Nutr Health Aging*. 2018; 22 (8): 885-891.

(9) 長谷川和男他「Tofisopam（MER-19）の自律神経失調症に対する二重盲検比較試験成績」『臨床と研究』六二巻一二号、一九八五年、二八三頁

(10) Echt DS, et al. Mortality and morbidity in patients receiving encainide, flecainide, or placebo: the cardiac arrhythmia suppression trial. *N Engl J Med*. 1991; 324 (12): 781-788.

（11）日本老年医学会編『高齢者の安全な薬物療法ガイドライン２０１５』メジカルビュー社、二〇一五年
（12）日本医療研究開発機構研究費「高齢者の多剤処方見直しのための医師・薬剤師連携ガイド作成に関する研究」研究班、日本老年薬学会、日本老年医学会編「高齢者が気を付けたい多すぎる薬と副作用」https://www.jpn-geriat-soc.or.jp/info/topics/pdf/20161117_01_01.pdf
（13）Manzoli L, et al. Generic versus brand-name drugs used in cardiovascular diseases. *Eur J Epidemiol.* 2016; 31（4）: 351-368.
（14）Holtkamp M, Theodore WH. Generic antiepileptic drugs: safe or harmful in patients with epilepsy? *Epilepsia.* 2018; 59（7）: 1273-1281.
（15）Yang YT, Nagai S. Generic oncology drugs: are they all safe? *Lancet Oncol.* 2016; 17（11）: e493-e501.
（16）Tamargo J, et al. Narrow therapeutic index drugs: A clinical pharmacological consideration to flecainide. *Eur J Clin Pharmacol.* 2015; 71（5）: 549-567.
（17）Tsipotis E, et al. Bioavailability, efficacy and safety of generic immunosuppressive drugs for kidney transplantation: A systematic review and meta-analysis. *Am J Nephrol.* 2016; 44: 206-218.
（18）Amano K, et al. The accuracy of physicians' clinical predictions of survival in patients with advanced cancer. *J Pain Symptom Manage.* 2015; 50（2）: 139-146. e1.
（19）Berkman LF, et al. Emotional support and survival after myocardial infarction: a prospective, population-based study of the elderly. *Ann Intern Med.* 1992; 117（12）: 1003-1009.
（20）加藤眞三『患者の生き方——よりよい医療と人生の「患者学」のすすめ』春秋社、二〇〇四年
（21）加藤眞三『患者の力——患者学で見つけた医療の新しい姿』春秋社、二〇一四年
（22）Ｊ・Ａ・ミュア・グレイ『患者は何でも知っている——ＥＢＭ時代の医師と患者』斉尾武郎監訳、中山書店、二〇〇四年

(23) 山口仲美『大学教授がガンになってわかったこと』幻冬舎新書、二〇一四年
(24) 高橋徳『人は愛することで健康になれる——愛のホルモン・オキシトシン』市谷敏訳、知道出版、二〇一四年
(25) 安冨歩『生きる技法』青灯社、二〇一一年
(26) W・キッペス『スピリチュアルケア——病む人とその家族・友人および医療スタッフのための心のケア』サンパウロ、一九九九年
(27) World Health Organization. *Cancer pain relief and palliative care.* Geneva: World Health Organization; 1990. (WHO Technical Report Series No. 804).
(28) WHO編『がんの痛みからの解放とパリアティブ・ケア——がん患者の生命へのよき支援のために』武田文和訳、金原出版、一九九三年
(29) Hanson LC, et al. Providers and types of spiritual care during serious illness. *J Palliat Med.* 2008; 11 (6): 907-914.
(30) ロルフ・ヴェレス『がんを超えて生きる——生きる意味の再発見』小田博志他訳、人文書院、一九九九年
(31) 高橋佳子『もう1人の自分——「魂の賢者」を呼び覚ます』三宝出版、二〇一四年
(32) エリカ・シューハルト『このくちづけを世界のすべてに——ベートーヴェンの危機からの創造的飛躍』樋口隆一他訳、アカデミア・ミュージック、二〇一三年
(33) エリカ・シューハート『なぜ、わたしが?——危機を生きる』長崎ウエスレヤン大学研究叢書、二〇一一年 (Schuhardt E. *Why me? Learning to live in crisis.* Geneva: World Council of Churches; 2005.)
(34) 津川友介『世界一シンプルで科学的に証明された究極の食事』東洋経済新報社、二〇一八年
(35) Daugherty CK, Hlubocky FJ. What are terminally ill cancer patients told about their expected deaths? A study of cancer physicians' self-reports of prognosis disclosure. *J Clin Oncol.* 2008; 26 (36): 5988-5993.

(36)中島みち『「尊厳死」に尊厳はあるか――ある呼吸器外し事件から』岩波新書、二〇〇七年
(37)内藤裕二編『脳腸相関 Update――疾患の予防と健康長寿のための食・栄養・腸環境』『臨床栄養』一四二巻六号、医歯薬出版、二〇二三年
(38)鴻上尚史『あなたの魅力を演出するちょっとしたヒント』講談社、二〇〇〇年
(39)山﨑広子『8割の人は自分の声が嫌い――心に届く声、伝わる声』角川SSC新書、二〇一四年
(40)ミニー・P『声を磨けば、人生が変わる――自分に自信が持てる！ ボイトレ』集英社インターナショナル、二〇一八年
(41)パム・スミス『感情労働としての看護』武井麻子他訳、ゆみる出版、二〇〇〇年
(42)武井麻子『感情と看護――人とのかかわりを職業とすることの意味』医学書院、二〇〇一年
(43)田崎真也『言葉にして伝える技術――ソムリエの表現力』祥伝社新書、二〇一〇年
(44)ディラン・エヴァンズ『感情』遠藤利彦訳・解説、岩波書店、二〇〇五年
(45)土居健郎『「甘え」の構造』新装版、弘文堂、二〇〇一年
(46)安藤泰至『安楽死・尊厳死を語る前に知っておきたいこと』岩波ブックレット、二〇一九年
(47)エリザベス・キューブラー・ロス『死ぬ瞬間――死にゆく人々との対話』読売新聞社、一九七一年
(48)上田紀行『人間らしさ――文明、宗教、科学から考える』角川新書、二〇一五年
(49)ヴィクトール・E・フランクル『夜と霧――ドイツ強制収容所の体験記録』霜山徳爾訳、みすず書房、一九八五年
(50)ヴィクトール・E・フランクル『意味への意志』春秋社、二〇〇二年
(51)新村拓『近代日本の医療と患者――学用患者の誕生』法政大学出版局、二〇一六年
(52)Szasz TS, Hollender MH. A contribution to the philosophy of medicine: The basic models of the doctor-patient relationship. *AMA Arch Intern Med.* 1956; 97 (5): 585-592.

（53）大野博「アメリカ病院協会の「患者の権利章典」の変化とその特徴」『医療と社会』二一巻三号、二〇一一年、三〇九–三二三頁 https://www.jstage.jst.go.jp/article/iken/21/3/21_3_309/_pdf
（54）インスー・キム・バーグ、スコット・D・ミラー『飲酒問題とその解決——ソリューション・フォーカスト・アプローチ』斎藤学監訳、金剛出版、一九九五年（Berg IK, Miller SD. *Working with the problem drinker: A solution-focused approach*. New York: W.W. Norton & Co Inc; 1992.）
（55）ウィリアム・R・ミラー、ステファン・ロルニック『動機づけ面接法——基礎・実践編』松島義博他訳、星和書店、二〇〇七年
（56）ステファン・ロルニック他『動機づけ面接法——実践入門「あらゆる医療現場で応用するために」』後藤恵監訳、星和書店、二〇一〇年
（57）日本高血圧学会高血圧治療ガイドライン作成委員会編『高血圧治療ガイドライン２０１９』日本高血圧学会（ライフサイエンス出版発売）、二〇一九年
（58）荻原俊男「私と高血圧」『血圧』一九巻一号、二〇一二年、八八–九二頁
（59）Bob Anderson, Martha Funnell『糖尿病エンパワーメント——愛すること、おそれること、成長すること』石井均監訳、医歯薬出版、二〇〇一年、二〇〇八年（第二版）
（60）中川米造『医療のクリニック——「癒しの医療」のために』新曜社、一九九四年
（61）永田勝太郎『新しい医療とは何か』日本放送出版協会、一九九七年
（62）永田勝太郎編『バリント療法——全人的医療入門』医歯薬出版、一九九〇年
（63）フィリップ・A・タマルティ『よき臨床医をめざして——全人的アプローチ』日野原重明他訳、医学書院、一九八七年
（64）池見酉次郎『心療内科』中公新書、一九六三年
（65）池見酉次郎『ヘルス・アート入門——身心セルフ・コントロールの展開』創元社、一九九五年

(66) 中川俊二「死生を超越した癌患者（進行、末期癌）の精神面における動向と社会環境への対応について」『心身医学』二二巻六号、一九八二年、五二五-五三三頁
(67) ヴィクトール・E・フランクル『死と愛――ロゴセラピー入門』新版、霜山德爾訳、みすず書房、二〇一九年
(68) Frankl VE. *Ärztliche Seelsorge: Grundlagen der Logotherapie und Existenzanalyse-Mit den ›Zehn Thesen über die Person.* Vienna: Deuticke; 1946.
(69) ヴィクトール・E・フランクル『人間とは何か――実存的精神療法』山田邦男監訳、岡本哲雄他訳、春秋社、二〇一一年
(70) シシリー・ソンダース『ナースのためのシシリー・ソンダース――ターミナルケア死にゆく人に寄り添うということ』小森康永編訳、北大路書房、二〇一七年
(71) 川野泰周著、柳内啓司編著『脳がクリアになるマインドフルネス仕事術――ビジネスパーソンのためのマインドフルネス入門講座』クロスメディア・パブリッシング（インプレス発売）二〇一七年
(72) トム・A・ハッチンソン編『新たな全人的ケア――医療と教育のパラダイムシフト』恒藤暁訳、日本ホスピス・緩和ケア研究振興財団（青海社発売）、二〇一六年
(73) リンダ・グラットン『ワーク・シフト――孤独と貧困から自由になる働き方の未来図〈2025〉』池村千秋訳、プレジデント社、二〇一二年
(74) Laloux F. *Reinventing Organizations: A Guide to Creating Organizations Inspired by the Next Stage of Human Consciousness.* English edition. Milton Keynes: Lightning Source Inc; 2014.
(75) フレデリック・ラルー『ティール組織――マネジメントの常識を覆す次世代型組織の出現』鈴木立哉訳、嘉村賢州解説、英治出版、二〇一八年
(76) ケン・ウィルバー『インテグラル理論――多様で複雑な世界を読み解く新次元の成長モデル』門林奨

訳、日本能率協会マネジメントセンター、二〇一九年
（77）天外伺朗『実存的変容――人類が目覚め「ティールの時代」が来る』内外出版社、二〇一九年
（78）トム・ニクソン『すべては1人から始まる――ビッグアイデアに向かって人と組織が動き出す「ソース原理」の力』山田裕嗣他訳、英治出版、二〇二二年
（79）ステファン・メルケルバッハ『ソース原理［入門＋探求ガイド］――「エネルギーの源流」から自然な協力関係をつむぎ出す』青野英明他訳・監修、英治出版、二〇二四年（Merckelbach S. *A little red book about source: Liberating management and living life with "source principles.* English edition. Berlin: Aquilae Verlag; 2020.）
（80）ヴィクトール・E・フランクル『それでも人生にイエスと言う』山田邦男他訳、春秋社、一九九三年
（81）高木慶子「現場から見たパストラルケアとスピリチュアルケア、グリーフケア」『スピリチュアルケア』講座スピリチュアル学第一巻、ビイング・ネット・プレス、二〇一四年
（82）ヴィクトール・E・フランクル、ピンハス・ラピーデ『人生の意味と神――信仰をめぐる対話』芝田豊彦他訳、新教出版社、二〇一四年
（83）出口王仁三郎『出口王仁三郎全集』第五巻、天声社、一九三五年
（84）阿部英雄『教育の目』富士経済マネージメント、二〇〇八年
（85）出口光『天命の暗号――人生の羅針盤「魂」の本音に気づく22の質問』あさ出版、二〇一八年
（86）町田宗鳳『「ありがとう禅」が世界を変える』春秋社、二〇一八年
（87）日本病院総合診療医学会ホームページ「一般のみなさまへ／総合診療について」https://hgm-japan.com/general/

［著者紹介］
加藤　眞三（かとう・しんぞう）
1980年慶應義塾大学医学部卒業、1985年慶應義塾大学大学院博士課程修了。米国ニューヨーク市立大学マウントサイナイ医学部内科研究員、慶應義塾大学助手（医学部内科学）、都立広尾病院内科医長、内視鏡科科長、慶應義塾大学専任講師（医学部内科学、消化器内科）、慶應義塾大学看護医療学部教授（慢性期病態学、終末期病態学）を経て、現在、エムオーエー高輪クリニック院長、上智大学グリーフケア研究所客員所員。主な著書に『肝臓病教室のすすめ――新しい医師・患者関係をめざして』（メディカルレビュー社）、『患者の生き方――よりよい医療と人生の「患者学」のすすめ』『患者の力――患者学で見つけた医療の新しい姿』（ともに春秋社）、『患者と作る医学の教科書』（共著、日総研出版）、『肝臓専門医が教える病気になる飲み方、ならない飲み方』（ビジネス社）。その他、「市民のための患者学」（東洋経済オンライン）を掲載、「医療者のための患者学」（雑誌「医と食」）、「患者のための患者学」（沖縄難病情報誌「アンビシャス」）を連載中。

〈いのち〉をケアする医療　患者と医療者の新しい関係のあり方

2025年4月20日　第1刷発行

著　者　加藤眞三
発行者　小林公二
発行所　株式会社　春秋社
〒101-0021　東京都千代田区外神田2-18-6
電話　(03)3255-9611（営業）
(03)3255-9614（編集）
振替　00180-6-24861
https://www.shunjusha.co.jp/
印刷所　株式会社　太平印刷社
製本所　ナショナル製本協同組合
装　丁　鈴木伸弘

ISBN978-4-393-71088-3 C0047　定価はカバー等に表示してあります